《辅行诀脏腑用药法要》讲记

从独特价值、方证详解到临床应用

金锐 编著

中国科学技术出版社

·北京·

U0189230

图书在版编目（CIP）数据

《辅行诀脏腑用药法要》讲记 / 金锐编著 . -- 北京：中国科学技术出版社，
2024. 10. -- ISBN 978-7-5236-0856-2（2025.3 重印）

Ⅰ. R241.6

中国国家版本馆 CIP 数据核字第 2024499SR6 号

策划编辑	韩　翔　于　雷	
责任编辑	于　雷	
文字编辑	靳　羽	
装帧设计	佳木水轩	
责任印制	徐　飞	

出　　版	中国科学技术出版社	
发　　行	中国科学技术出版社有限公司	
地　　址	北京市海淀区中关村南大街 16 号	
邮　　编	100081	
发行电话	010-62173865	
传　　真	010-62179148	
网　　址	http://www.cspbooks.com.cn	

开　　本	710mm×1000mm　　1/16	
字　　数	214 千字	
印　　张	19	
版　　次	2024 年 10 月第 1 版	
印　　次	2025 年 3 月第 2 次印刷	
印　　刷	北京盛通印刷股份有限公司	
书　　号	ISBN 978-7-5236-0856-2/R·3305	
定　　价	68.00 元	

内容提要

梁朝陶弘景所著的《辅行诀脏腑用药法要》是敦煌遗书，此书所载的理论体系是在阴阳五行理论框架下的中医诊病用药，与现行的辨证论治理论有所不同。本书采用讲稿形式对《辅行诀脏腑用药法要》的基本原理和内容进行讲解，采用汤液经法图理论体系对书中的五脏补泻特点进行分析。按照"肝木→心火→脾土→肺金→肾水"的顺序进行各脏腑治疗方的解析，并在其中串讲五味配伍化合理论、中药五行属性等内容，旨在帮助读者全面理解《辅行诀脏腑用药法要》的内涵。

本书内容阐释简洁，语言通俗易懂，将《辅行诀脏腑用药法要》分段学习，使读者学起来更有节奏，不感枯燥乏味，适合中医药工作者、中医药院校广大师生及中医药爱好者阅读参考。

曹　序

　　西苑医院金锐教授讲述《辅行诀脏腑用药法要》（以下简称《辅行诀》）的著作即将出版，我知道这个消息之后非常高兴。《辅行诀》这部中医著作越来越受重视，这是一件值得庆贺的事情，它也正在以独特的学术特色走向世界。

　　《辅行诀》承载着《汤液经法》的精髓，在敦煌石室深藏一千多年，经过张偓南的求购与其孙张大昌的捐献，带着众多质疑和问难登上历史舞台，如今逐渐被大家接受，有很多学者矢志不渝地进行研究，这部医书也逐渐展露出不同凡响的身姿。它虽然出于道家陶弘景之手，但是却维系着古代中医经方正宗传承的脉络。有了它，才知道张仲景如何改造了《汤液经法》，也可以探索华佗的书为何送人不敢要，张仲景为何用了不敢说。

　　古代人不敢要，不是今天不能要；古代人不敢说，不是今天不能说。金锐教授用了四十讲的篇幅，与大家一起讨论、分享了自己的研究成果。

　　该书从《辅行诀》的坎坷传承谈起，努力还原《汤液经法》的基本面貌，探索五脏虚实辨证理论的形成过程，在哲学的视野里把《辅行诀》与《黄帝内经》相比较，追索中药药性理论的历史得失，让"五味配伍化合关系"逐渐明晰，根据"木中土，水中金"的道理，把深奥的"汤液经法图"，讲解成可以指导"真中医"精准组方的原则。

　　完成这些基础性论述后，金锐教授进一步举例说明，肝木虚实病证的临床表现。大小补泻肝汤都是结构严谨的攻补兼施方剂，并认为是《八十一难》所说的补母、泻子等脏腑之间互相生克制化理论的具体运用，补心泻心、补脾泻脾等脏腑补泻也是同样的道理。同时，提醒大家不要将张仲景《伤寒杂病论》的方剂名称简单带入，认为《辅行诀》的小补脾汤与《伤寒论》的理中汤、《辅行诀》的小泻脾汤与《金匮要略》的四逆汤画等号，此类"似是而非"的"大挪移"，在张仲景的著作里还有很多，如阳旦汤与桂枝汤、麻黄汤与小青龙汤、小柴胡汤与大阴旦汤，以及瓜蒌薤白半夏汤与小补心汤等。综上，可以看出《辅行诀》与《伤寒杂病论》的复杂联系，并进一步发现张仲景运用经方的独思妙想和大胆的传承创新。

金锐教授在著作的后半部，结合高血压、带状疱疹、霍乱、新型冠状病毒感染等具体病症，进一步探索《辅行诀》的深厚蕴涵，以及其与五运六气、随机对照试验、附子与冰片等不同领域的复杂联系与区别，并解析其学术原理。可以说，金锐教授时而侃侃而谈，时而娓娓道来，让大家一起共鸣，一同遐想。

我与金锐教授相识于北京，再会于广州，通过线上线下的交流，深深感受到他学识渊博令我敬佩，锲而不舍的探索精神值得我学习。在其新作即将面世之际，希望广大读者和我一样，心生喜悦，读而乐之；有问题，有疑难，互相交流，如切如磋，如琢如磨，不断推动学术研究，切实发展中医事业。

河北省中医药科学院　曹东义
于求石得玉书屋

赵 序

经典是中医药传承创新发展的根本，无论是临床诊疗还是教育教学，中医经典都具有非常重要的地位。临床诊疗中，读经典、用经典是每一个中医人成长的必经之路。同样，在各种学制的教育教学中，无一例外也都在强调中医经典的主导地位。所以，新时代的中医药发展，一定要传承经典、守正经典，在此基础上进行创新发展。如果传承没有得到加强，在创新方面可能也难以有所突破。我所在的甘肃中医药大学十分重视中医经典教学，遵循中医药人才成长规律，构建了循序渐进的中医经典课程教学体系。

在所有的中医经典中，《黄帝内经》和《伤寒杂病论》又是经典中的经典。《黄帝内经》是我国最早的医学典籍，也是一部综合性医书，囊括了阴阳五行学说、藏象学说、运气学说等诸多中医理论奠基性内容。《伤寒杂病论》是以外感病与内科杂病为主要内容的医学典籍，也是中医院校的主要基础课程之一，是医学史上影响最大的中医经典。除了这些经典著作之外，还有一部敦煌遗书，也可以称为中医经典，那就是《辅行诀脏腑用药法要》。为什么这么说呢？其一，《伤寒杂病论》与《汤液经法》关系密切。钱超尘老认为，张仲景是在参考《汤液经法》的基础上撰成了《伤寒杂病论》。而《辅行诀》也摘录了很多《汤液经法》的内容，属于汤液经法体系一脉相承的医书。其二，《辅行诀》独尊五行，以五脏虚实与五味补泻诠释诊病用药。而熟读《黄帝内经》的朋友们就会发现，其中"至真要大论""脏气法时论"等章节中同样记载了五味苦欲补泻的内容。这些信息提示，《辅行诀》也是一部与经典密切相关的中医典籍，值得深入研究。

敦煌位于甘肃，是古丝绸之路上的明珠，甘肃中医药大学作为全国敦煌医学研究的领头羊，在该领域收获颇丰。我们愿意与全国各地的敦煌医学研究者和爱好者沟通交流，为大家搭建交流互促的平台和舞台。金锐博士是甘肃兰州人，现在西苑医院做临床药师，也喜欢敦煌医学，尤其对《辅行诀》收载的"汤液经法图"有其独道见解。本书是他的最新研究成果，娓娓道来，通俗易懂，对广大中医药学子和爱好者了解《辅行诀》有很大助益。

新书付梓，欣然作序。希望大家能够通过本书，了解"汤液经法图"，走近敦煌医学。对于书中的疏漏或欠妥之处，也希望大家及时指出，交流共进，做好中医经典的传承人。

甘肃中医药大学中医临床学院院长、教授

"西部之光"访问学者　赵鲲鹏

甘肃省飞天学者计划青年学者

李 序

十多年前，我还是位中医小白，后因身体的亚健康问题得到徐文兵先生的治疗，症状很快消除。自此以后，我就与中医结下了深厚的缘分。2011 年，我创办了当归中医学堂，彻底从互联网转行到中医。跨行从事中医，优势和劣势都是因为"外行"，一方面，互联网行业的开放性和互动性更强，更容易吸引到有分享诉求的优秀中青年医师；另一方面，我的中医基础薄弱，需要投入更多时间和精力来学习中医。总而言之，我觉得专业人士与跨界人士在中医的发展上各有千秋，未来中医的发展也需要跨界人士与专业人士的优势互补。

本书的作者金锐老师，也属于像我一样的跨界人士。只不过，他是从西药专业跨到中医专业，跨度比较小。正是由于有了这样不同的知识背景，从他的视角看到的中医，与科班出身的中医药学子不太一样。我想，这可能是他更加关注《辅行诀》，更加关注"汤液经法图"的原因之一吧。我与金锐老师相识，是邀请他前来当归中医学堂授课，他讲课时内容引人入胜，尤其是通过伊尹作为中华厨祖和经方始祖的双重身份，对"药食同源"真正内涵的解读，我深感赞同。中医不仅是医学，也是一种生活方式，除了治病层面，还渗透于我们衣食住行的各个方面。如果我们一味依靠医疗，经济成本是很高的，而懂一些中医养生知识，对每个家庭来说都是更加经济和明智的选择。我认为中医是中国人的必修课，我们也提出"首席健康官"的概念，通过一些信息技术，承载生活化的中医运动、产品和方法等，帮助大家养成正确的生活方式。

　　金锐老师的这本书，翔实且完整地讲述了他对中医经典《辅行诀》的研究成果，既有从《辅行诀》去理解五脏虚实病证的治法及用药方法，又有对当代常见病和中药及行业的解读。该书同时兼具专业性和通俗性，对我们的中医思维有很大帮助，是部难得的佳作。

　　希望未来能有更多中医爱好者和中医实践者加入到传播中医文化和中医思维的队伍中，让中医可以重现荣光！

当归中医学堂创始人　　李永明
北京行知堂中医创始人

前　言

　　《辅行诀脏腑用药法要》（以下简称《辅行诀》）是一部敦煌遗书，为南北朝上清派道士陶弘景所著，由敦煌莫高窟守洞道士王圆箓发现，民间医家张偓南购买后传于其孙张大昌，张大昌将其手抄本献给中国中医科学院，引起了王雪苔、马继兴、钱超尘等学者的重视，后公开出版。面世以来，因其中论述方式和组方用药的独特性，受到了中医界的广泛关注。尤其是书中记载的"汤液经法图"和二十五味药精的内容，展示了一套严格遵循阴阳五行原则、但又与现行理论有所不同的完整辨证用药体系，具有十分重要的学术和临床价值。

　　根据1965年范志良抄本，《辅行诀》开篇记载"凡学道辈，欲求永年，先须祛疾。或有夙瘤，或患时恙，一依五脏补泻法则，服药数剂，必使脏气平和，乃可进修内视之道"。这说明，陶弘景编写《辅行诀》的最初受众并非学医人，而是学道辈，可能属于师徒相授的秘传。《辅行诀》也记载"商有圣相伊尹，撰《汤液经法》三卷，为方亦三百六十首……实万代医家之规范，苍生护命之大宝也。今检录常情需用者六十者，备山中预防灾疾之用耳。检用诸药之要者，可默契经方之旨焉"。这说明，《辅行诀》诸多内容可能是陶弘景从《汤液经法》检索、摘录过来的，并非其本人撰写。《辅行诀》还记载"汉晋以还，诸名医辈，张机、卫汜、华元化、吴普、皇甫玄晏、支法师、葛稚川、范将军等，皆当代名贤，咸师此《汤液经法》，愍救疾苦，造福含灵"。这说明，《汤液经法》是张仲景撰写《伤寒杂病论》的参考书之一，也是华佗、皇谧甫等医家诊病治病的参考书之一。最后，《辅行诀》对于"汤液经法图"的评价很高，原文记载"此图乃《汤液经法》尽要之妙，学者能谙于此，医道毕矣"。

　　本书采用讲稿形式，从《辅行诀》的独特价值、《辅行诀》的证与方和《辅行诀》的临床应用三部分，分四十讲对《辅行诀》全文进行了解读，帮助大家学习《辅行诀》精华内容，理解"汤液经法图"基本原理，为后续深入研习和临床实践奠定基础。诚然，网络上关于《辅行诀》也有一些争议，但从文献追溯、语义逻辑、数学模型和临床实践等多角度的科学研究均表明，《辅行诀》所载"汤液经法图"严格遵循中医阴阳五行基本原理构成，很可能展示了中医组方配伍的真正原理，可以运用其识方、解方和组方，潜藏巨大的临床价值。希望广大中医药人能够认真学习思考，定能有所收获。

　　书中所述仅为个人研学多年所悟，可能存在一些疏漏或偏颇之处，敬请广大读者批评指正。

中国中医科学院西苑医院　金　锐

目　录

上篇　《辅行诀》的独特价值

中篇　《辅行诀》的证与方

下篇　《辅行诀》的临床应用

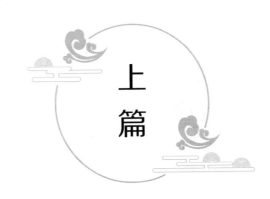

上篇

《辅行诀》的独特价值

第一讲

《辅行诀》的坎坷传承与重要价值

《辅行诀脏腑用药法要》，又称《辅行诀五脏用药法要》，简称《辅行诀》，具有两个特点，一是传承过程相当坎坷，二是其中记载的内容非常重要。

我们简要说说《辅行诀》坎坷传承的历史过程。

早期的重要医书，有一些传承下来了，有一些失传了。传承下来的医书，往往会形成庞大的文献体系，有主干、枝叶。例如，张仲景的《伤寒杂病论》是一部传世医书，对于这部传世医书，我们看到的不仅是一本书，而是有历朝历代旁证和注释的研究资料，如成无己的《注解伤寒论》、柯琴的《伤寒来苏集》等。这些旁证和注释研究资料，证明了《伤寒杂病论》的真实存在。

失传的医书，也有自己存在过的痕迹。例如，《黄帝外经》《汤液经法》《神农黄帝食禁》失传了，但它们的名字在《汉书·艺文志》中有所记载。而陶弘景的《辅行诀》比较特殊，无论在历代医书、方书或是在陶弘景生平著作的目录上，它的名字从未出现过。严谨地说，迄今为止，尚未有其他旁证能证明其存在。

1975年，河北威县的张大昌先生将《辅行诀》手抄本献给中国中医科学院时，医史文献研究所的同志们开展的第一项工作，就是辨别真伪。在《辅行诀》公开刊行30余年后，这本书依然没有引起中医界的普遍重视，也没有成为全国中医药大学生的必修课教材。

但以王雪苔教授、马继兴教授、钱超尘教授为代表的老一辈医史文献专家们，早就以严谨求实的科学态度，多次赴全国各地考察调研，并且从源流考证、著作风格、医药技术特点等方面，否定了《辅行诀》是伪作的可能性。换句话说，《辅行诀》是梁朝陶弘景亲撰的可能性很大。当然，目前我们看到的内容中，也有其弟子整理的痕迹。

这些老一辈专家发表的著作和文章，是我们研究《辅行诀》的一手资料，尤以钱超尘教授在 2008 年出版的《〈辅行诀五藏用药法要〉传承集》（图 1-1）为最重要的参考。

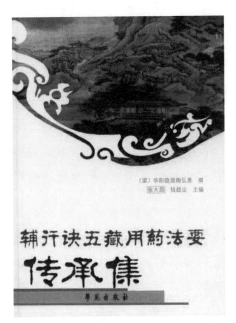

图 1-1 《〈辅行诀五藏用药法要〉传承集》封面

这样特殊的一部医书，是怎样传承下来的呢？

根据现有史料，《辅行诀》的传承，大概经历了隐学和显学的两个阶段。

第一阶段，为隐学传承。撰写《辅行诀》的初衷，陶弘景在书中讲得很明白。

"凡学道辈，欲求永年，先须祛疾。或有夙痼，或患时恙，一依五脏补泻法例，服药数剂，必使脏气平和，乃可进修内视之道。不尔，五精不续，真一难守，不入真景也。服药祛疾，虽系微事，亦初学之要领也。"

陶弘景不仅是医药学家，而且是道教学者，道家上清派的重要传承人。由此可知，陶弘景撰写《辅行诀》时，不是一个单纯的医药学家，而是一个懂医精药的道教学者。其撰写本书的目的，也不是为了给学医的人看的，而是为了给学道的人看的，亦是告诉"学道辈"，若在"进修内视之道"的修炼过程中生病了，应该如何服药祛疾。

《辅行诀》的最初受众其实非常窄，只是陶弘景门下学道的弟子们。根据《南史本传》记载，陶弘景"性好著述"，所著"秘密不传，及撰而未讫又十部，唯弟子得之"。也就是说，这样一部原本只写给弟子们的书，由弟子们整理，在弟子们之间秘而不传，是一件很自然的事。

这也能解释《辅行诀》目前未见任何旁证记载的原因。

从《辅行诀》撰写之始，这本书就是作为隐学在陶弘景的上清派道教弟子们之间传承，久未外传。庆幸的是，可能是在唐代之前的某个时间，《辅行诀》被带到了当时丝绸之路的文化交流中心——敦煌莫高窟（图 1–2），并在公元 11 世纪初，混在其他佛经、法器、绘画和文书之中，被莫高窟的僧人封闭在莫高窟第 16 窟甬道北侧的藏经洞内。

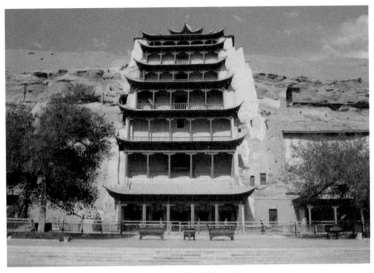

图 1-2　敦煌莫高窟

　　当然，藏经洞是后来才取的名字，当时是供奉晚唐时期河西都僧统洪辩的影身洞。封闭这个洞的原因，一说是为了封存旧日佛经残卷，一说是为了避免战乱破坏。不管怎样，《辅行诀》被封存在藏经洞内，隐秘地流传下来。这可以算是另一种隐学传承。

　　第二阶段，为显学传承。

　　1900 年，敦煌莫高窟的守洞道士王圆箓无意间发现了藏经洞，发现了内藏的万卷古经。此后，英国人斯坦因、法国人伯希和、日本人吉川小一郎、俄国人奥登堡、美国人华尔纳等，先后骗购劫掠了其中大部分的精华珍宝。

　　庆幸的是，在长达十几年的混乱时期，《辅行诀》并未流失海外。而在 1918 年，被王圆箓卖于军需官张偓南先生。张偓南先生将其视为珍宝裱装起来，作为家学传承。从此，《辅行诀》进入了显学的传承阶段。

　　循着家学传承，《辅行诀》最终到了张偓南先生之孙张大昌先生手里，他刻苦钻研，颇得其真传。后他通过传道、授业、解惑，将《辅行诀》的内容及自己的临证心得，尽传于弟子王子旭、范志良、衣之镖等人。新中国成立后，他多次将《辅行诀》手抄本寄送至中国中医科学院，以期引起中医界的重视。

得益于张大昌先生无私的传承大义，虽然《辅行诀》原卷在1966年被毁，但其多个手抄本依然流传于世，基本保留了这部敦煌遗书的精华内容。因此，我们得以看到这部历经坎坷的医学著作。

这本书里所记载的内容，并不是陶弘景的临床经验总结，而很可能来源于另一部专著，即商朝伊尹的《汤液经法》（上文中提到的，记载于《汉书·艺文志》并已经失传的《汤液经法》）。

关于这一点，陶弘景在《辅行诀》中有明确的交代。

"商有圣相伊尹，撰《汤液经法》三卷，为方亦三百六十首：上品上药，为服食补益方者，百二十首；中品中药，为疗疾祛邪之方，亦百二十首；下品毒药，为杀虫辟邪痈疽等方，亦百二十首。凡共三百六十首也。实万代医家之规范，苍生护命之大宝也。今检录常情需用者六十首，备山中预防灾疾之用耳。"

现在的检录，是说运动员在比赛前的报到环节；而在古时检录就是检与录两个字意思的结合。检即检查、查阅，录即记载、抄写，都是动词。因此，陶弘景撰写《辅行诀》的主要办法是在《汤液经法》中查阅并抄写其觉得有需要的方子。

《汤液经法》中有360首方子，《辅行诀》中记载了常用的60首。由于篇幅所限，陶弘景只是选取了《汤液经法》的部分内容，但这些内容足以让我们窥见《汤液经法》的奥妙。

《辅行诀》传承下来的方子，很可能是已经失传的《汤液经法》的内容。这正是《辅行诀》的最重要价值，它记载的不是一个人、一段时间的临证经验总结，而是经方派创始人伊尹所著《汤液经法》的内容。

迄今为止，对于研究汤液经法这件事，《辅行诀》可以称得上是内容最详尽的一手资料。钱超尘教授说，《辅行诀》以确切的资料证明，《伤寒论》是张仲景在《汤液经法》一书的基础上勤求博采而撰成的。故无论于伤寒研究，还是于经方运用，《辅行诀》都应是重要学习资料。

在此基础上，我们认为，《汤液经法》可能是经方、时方、验方、效方等一切中药复方治疗形式的总源头。《辅行诀》记载汤液经法体系，无论于理论传承，还是临床实践，《辅行诀》都应是重要的研究资料。

第二讲 《辅行诀》还原了《汤液经法》体系的基本面貌

　　《辅行诀》最有价值之处，是陶弘景摘录了商朝伊尹《汤液经法》的内容，是让我们在 21 世纪，依然能够看到大约 3600 年前的中医组方配伍的本原理论。

　　关于本原理论，我推测历史上很多著名医家都没有看过。如王好古，虽然他知道伊尹的《汤液经法》是经方之源，并撰写了《汤液本草》（图 2-1），但从其体例、内容及所载的中药性味来看，《汤液本草》并没有得到《汤液经法》的真传。所以，我们能够一睹《汤液经法》的真容，是非常幸运的。

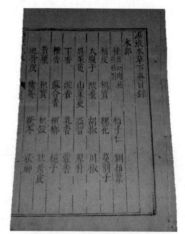

图 2-1　《汤液本草》

　　我们了解和分析《辅行诀》所还原的《汤液经法》体系，需先看疾病诊断。大家都知道，有效治疗疾病的前提是准确认识疾病，在认识疾病这件事上，中医讲究辨证论治。但是，中医辨证论治的方法并不唯一，辨证后形成的病证属性的概念也比较多样。

　　八纲辨证是一种辨证论治的方法，通过阴阳、虚实、表里、寒热四组概念，确定疾病属性。里虚寒、表阳虚等，就是八纲辨证的结果。

外感六淫辨证也是一种辨证论治的方法，通过风、寒、暑、湿、燥、火六个概念，确定疾病属性。风寒感冒、风热感冒、暑湿感冒等，就是外感六淫辨证的结果。

气血津液辨证是一种辨证论治的方法，通过气、血和津液的盛衰状态变化，确定疾病属性。冠心病气滞血瘀证、脑血管病气血两虚证等，就是气血津液辨证的结果。

其实，对于不同的疾病，历代医家会倾向于采取不同的辨证论治方法，进行疾病属性确定。这样做的优势，是可以更深入地认识每个疾病的特点。对于外感疾病，强调邪气属性；对于心脑血管疾病，则强调气血变化。

历代医家对于辨证论治理论的完善和拓展，往往被视为是积极的。但是，这种局面总有些各自为政的感觉，同时带来一个潜在的问题，便是过于注重不同疾病的特殊性，而忽视了其中的普遍联系。在感冒的认识上，很少考虑气血的问题；在高血压、冠心病等慢性病的治疗上，则很少考虑外感邪气的影响。

实际上，从整体观和普遍联系的观点看，人身是一个小宇宙，任何疾病，都应该具有同一个逻辑下的、通约的病因病机。只不过，我们可能无法理解不同疾病下的这种通约机制，而采取了不同的概念去描述不同的疾病。尽管语言很多样，但疾病是诚实的，中药也是诚实的。异病同治，就是这种诚实的最直接反映。桂枝汤，既能用于外感病，也能用于内伤病，广泛地应用于各种符合桂枝汤证病因病机的疾病。因此，我们应该去寻找这种同一逻辑下的、通约的病因病机描述形式。而《辅行诀》还原的汤液经法体系，很可能是这种通约的疾病认识理论。它的语义特点是采用直接根植于阴阳五行的概念，通过五脏虚实认识疾病，采用五味补泻治疗疾病。

五行，就是五脏，肝木、心火、脾土、肺金、肾水就是五脏六腑理论（图2-2）。阴阳，就是虚实，在每一个五脏上落实的虚证和实证。

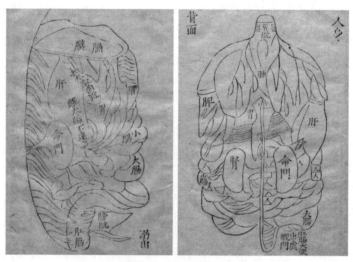

图2-2　五脏六腑示意

有人认为，脏腑辨证是很常用的辨证论治方法，没什么稀奇的。但仔细思考就会发现，现在常用的脏腑辨证理论，不够严谨。

例如，脾虚证、肾虚证是很常见的，但脾实证、肾实证很少听到。既然虚实是八纲辨证的一组概念，为什么同一个脏腑，虚证很多，实证寥寥无几呢？其中是有问题的，可能是在传承中有丢失的。而《辅行诀》展现的五脏虚实辨证体系，是五脏皆有虚实的辨证体系，即肝木虚证、肝木实证、心火虚证、心火实证、脾土虚证、脾土实证、肺金虚证、肺金实证、肾水虚证、肾水实证。我们认为五脏虚实辨证体系，可能就是恰到好处的通约的病因病机描述形式。

五脏作为疾病的定位概念，其实是非常好的。五脏肇始于五行，并与人体主要组织器官相关联。如肝木代表的不仅是肝，也是肝胆相表里的胆，是在体为筋的筋，是开窍为目的目，是在志为怒的怒。脏腑理论的精准定位优势，有且仅限于脏腑理论。

虚实作为疾病的分类概念，也是非常好的。虚实肇始于阴阳，并与传统的体用观念密不可分。虚实，就像半导体的二极管，阴阳合历的阴历与阳历，充电电池的充电与放电。五脏的虚证与实证，各有各的作用，各有各的特点。

也许有人会问，为什么五脏虚实辨证中没有寒热呢？其实，有寒热。五行自带寒热属性，肝木、心火为阳为热，肺金、肾水为阴为寒，而脾土以平性处之。五脏五行辨证，就是寒热辨证。

还有人会问，五脏虚实只有10种疾病类型，是不是太少了？其实，10种疾病类型只是单一脏腑疾病，这些疾病可以进一步组合形成母子同病，形成多脏腑共病，再加上虚实属性的不同，轻重主次的不同，疾病类型多样。

单一脏腑的虚实疾病，共10种，将这10种单一脏腑疾病组合形成两个脏腑的共病，就是45种。如果再考虑虚实夹杂、脏腑共病的轻重主次程度及3个脏腑以上共病的情况，则又会演化出更多的疾病类型。五脏虚实辨证理论看似简单，实则可以千变万化出很多不同的情况，完全能够满足临床认识疾病的需要。

我们再来看看汤液经法体系中的疾病治疗。

既然疾病是按照五脏虚实来认识的，就要按照五脏虚实来治疗。虚则补之，实则泻之，对应的治疗理论，就是五味补泻治疗理论。五味理论，是中药药性理论的重要组成，是与中药功效关系最密切的药性属性。辛能散能行、酸能收能涩、苦能燥能泄、咸能软能下、甘能补能缓，是五味功效的体现。

《辅行诀》里也有五味，只不过不是与功效相关联的，而是与脏腑的虚实病证相关联的。也就是说，不同的五味，对不同脏腑有相应的补泻作用。《辅行诀》原文记载如下。

　　陶云：肝德在散。故经云：以辛补之，酸泻之。肝苦急，急食甘以缓之。

　　陶云：心德在软。故经云：以咸补之，苦泻之。心苦缓，急食酸以收之。

　　陶云：脾德在缓。故经云：以甘补之，辛泻之。脾苦湿，急食苦以燥之。

　　陶云：肺德在收。故经云：以酸补之，咸泻之。肺苦气上逆，急食辛以散之。

　　陶云：肾德在坚。故经云：以苦补之，甘泻之。肾苦燥，急食咸以润之。

　　这些内容分别记载于各脏腑大小补泻汤前，我们将其提取汇总。根据此记载，可以将五味对五脏的补泻关系，简要地列表如下（表2-1）。

表2-1　汤液经法图体系的五味补泻原理

病证类型	治疗药味	急食之味
肝木虚证	辛味药	甘味药
肝木实证	酸味药	
心火虚证	咸味药	酸味药
心火实证	苦味药	
脾土虚证	甘味药	苦味药
脾土实证	辛味药	
肺金虚证	酸味药	辛味药
肺金实证	咸味药	

（续表）

病证类型	治疗药味	急食之味
肾水虚证	苦味药	咸味药
肾水实证	甘味药	

　　由此可知，每一种五脏虚实病证，均有相应的治疗药味，这就是五味补泻理论。例如，与肝木对应的有 3 个药味，辛味、酸味和甘味。对于肝木虚证，可以用辛味补肝进行治疗；对于肝木实证，可以用酸味泻肝进行治疗；甘味是肝木疾病的急食之味，并没有明确其补肝或泻肝的作用。我们认为，急食之味就是调和之味，是既能用于虚证也能用于实证的治疗药味，故甘味对肝木疾病没有明确的补泻方向，肝木虚证与肝木实证都能使用。

　　五味补泻理论，再结合具体中药的药味和功效，就可以为不同脏腑的虚实病证，选择合适的治疗用药。

　　综合疾病诊断和治疗两个方面，我们认为汤液经法体系，是一个完整的辨证论治体系。该体系从阴阳五行的角度，既包含怎样认识疾病，也包含怎样治疗疾病，即通过五脏虚实认识疾病，采用五味补泻治疗疾病，言简意赅。

第三讲　五脏虚实辨证理论的流觞

　　从逻辑上看，与汤液经法体系的五脏虚实辨证方法相比较，现有的脏腑辨证理论，其实是不完整的。阴阳是构成事物的两面，也是中医的基本辨证法，应该普遍而均衡地体现在辨证理论中，如夏至点和冬至点、南方和北方，是对立统一的两极。

　　在脏腑辨证理论中，对于同一个脏腑，不能只有阴而没有阳，不能只有热而没有寒，不能只有虚而没有实。假如我们以五脏结合阴阳定义疾病类型，应该包括肝阴证、肝阳证、心阴证、心阳证、脾阴证、脾阳证、肺阴证、肺阳证、肾阴证和肾阳证。

　　假如我们用寒热指代阴阳，以五脏结合寒热定义疾病类型，应该包括肝寒证、肝热证、心寒证、心热证、脾寒证、脾热证、肺寒证、肺热证、肾寒证和肾热证。

　　假如我们用气血指代阴阳，以五脏结合气血定义疾病类型，应该包括肝气证、肝血证、心气证、心血证、脾气证、脾血证、肺气证、肺血证、肾气证和肾血证。

　　同理，假如我们用虚实指代阴阳，再以五脏结合虚实来定义疾病类型的话，一定会得到汤液经法体系的五脏虚实病证类型。

　　从理论上看，我们应该按照这个思路，建构整个辨证论治框架的底层结构。实际上，我们并没有严格按照这个框架进行辨证，而是取了其中能够理解的部分，舍了不能理解的。于是，对照汤液经法体系的五脏虚实辨证理论，翻开《中医临床诊疗术语》，我们就会发现 3 个现象。

第一，同一脏腑不同虚实证，或者同一脏腑不同寒热证，在内容上的丰富度是不一样的，这体现的是临床常用与否。如心系病证的诊疗术语中，有心虚证，但没有心实证；脾系病证的诊疗术语中，虽然同时有脾虚证和脾实证，但是脾虚证下的诊断条目有 35 条，包括脾气虚证、脾阳虚证、脾不统血证、脾阴亏虚证等；而脾实证下的诊断条目只有 2 条，为脾失健运证和脾气郁结证。

第二，诊疗术语中会存在一些既不在五脏虚证，也不在五脏实证中的内容。例如，在肺系病证的诊疗术语中，除了有肺虚证和肺实证，还有独立于虚实证之外的肺燥证；在肝系病证的诊疗术语中，有肝虚证和肝实证，还有独立于虚实证之外的肝络证。

第三，即使在《中医临床诊疗术语》中属于虚证或实证的病证类型，与汤液经法体系的虚实定义，也已经有所不同。例如，肝系病证的诊疗术语中，肝郁证列于肝实证项下，但从汤液经法体系看，辛味补肝，以柴胡、陈皮、香附、枳壳等辛味中药治疗的肝郁证，应该归属于肝木虚证范畴。

造成这种现象的原因是后学不解前人意，将原本的虚证或实证的类型，错放入对方范畴内，或另起炉灶重新命名，或干脆丢掉不再说起。我们认为这是五脏虚实辨证理论逐渐失传的原因。

中国有一个成语叫作"曲水流觞"，讲的是中华文化中的一种宴会习俗。在夏历三月上旬的巳日，朋友们在水边聚会宴饮，把酒杯放在弯弯曲曲的水中顺水漂流，酒杯停在谁的面前，谁就取杯喝酒（图 3-1）。

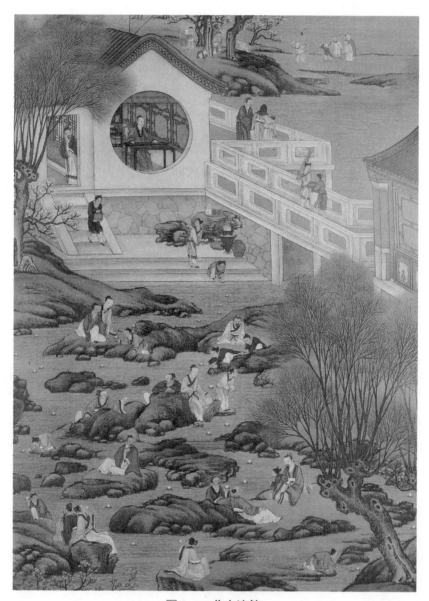

图 3-1　曲水流觞

理解了曲水流觞，就理解了汤液经法体系中五脏虚实辨证理论失传的原因。酒杯中最开始斟满的酒，就是汤液经法体系。这杯酒在水中漂流而下，相当于汤液经法体系在历史长河中的传承。酒杯漂流而下过程中，酒水洒去一点，等同于原有体系在历史传承中的遗失。酒杯停下，你饮一口，我饮一口，相当于不同朝代的医家，用自己能理解的语言和逻辑，解读、传承该体系的部分内容。最后，酒杯空了，只有余香，而原有体系的本来面貌也看不到了，就剩下了只言片语。虽然只能看见空酒杯，闻见余香，但我们知道曲水之上杯中曾斟满酒。

　　同样的道理，知道方术源于《汤液经法》，看得清现有脏腑辨证理论只是曾经某个体系遗留下的只言片语，就能推测出汤液经法体系曾经的整体面貌。通过《辅行诀》的转引，我们现在得以直接窥见汤液经法体系原本的样子。因此，我们应该尽力还原汤液经法体系。

　　有人说，辨证论治理论体系，应该越丰富越好，这是理论发展的表现，是青出于蓝胜于蓝的表现。我们认为，辨证论治理论体系的丰富，应该是理论内容深度的丰富，而不是理论基础与理论框架的多样化。

　　简单说，发展是对的，但应该有一个统一的、通约的理论框架。在这个框架下，丰富其中各个病证类型的具体表现和治疗思路。有变，有不变。理论框架不变，各个病证类型的具体表现和治疗思路可以变。所谓，道不变，理不变，形可变，象可变。

　　我们认为，汤液经法体系的五脏虚实辨证理论，就是统一的、通约的理论框架。也就是说，所有疾病类型，都可以还原为五脏虚实病证类型及其组合。我们从《中医临床诊疗术语》中找到一些不同于五脏虚实辨证理论的病证术语，看看是否如此。

第一，八纲证候术语中的里虚证。

里虚证因脏腑阴阳气血不足或虚损所致，临床以少气、懒言、头晕、耳鸣、神疲、肢倦、动辄加重，舌质淡，脉虚无力，伴见脏腑虚损为特征。

从汤液经法体系看，里虚证的表现是以脾土虚证为主，兼有肝木虚证的情况。原因很简单，脾主四肢，脾主肉主运化，肝主筋主升，少气神疲和肢倦无力是脾土虚证，头晕懒言是肝木虚证。

《辅行诀》所言"脾虚则四肢无力、五脏不安"，小补肝汤和大补肝汤所治"头目眩晕"，即佐证。从药物治疗上看，治疗里虚证的理中丸和四君子汤，都是以甘味为主的治疗方剂，甘味能补脾，用于脾土虚证也是佐证。

第二，病因证候术语中的风寒感冒证。

风寒感冒证是外感病，是风寒外邪侵袭肌肤腠理造成的，临床以恶寒发热、无汗头痛、舌苔白、脉浮紧为主要症状，可伴见鼻塞、喷嚏、流清涕、咳嗽痰色清稀。

从汤液经法体系看，风属肝木，肝木主升散，肝木虚则阳气不升而恶寒，发散不够而无汗，以恶寒、头痛、无汗为主的风寒感冒是肝木虚证为主的类型。此类病证如治疗不当，则可进展为肺金病证，出现咳嗽咳痰。

《辅行诀》所载小阳旦汤应阳气初升（图3-2）之肝木，"治天行发热，自汗出而恶风，鼻鸣干呕者"即佐证。从药物治疗上看，风寒感冒当以辛温解表，以辛味温性中药桂枝、麻黄、荆芥、当归为主，辛味能补肝，用于肝木虚证也是佐证。

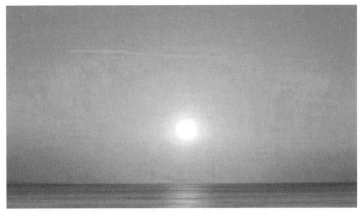

图3-2　阳旦（即早晨）

第三，气血津液证候术语中的血热妄行证。

血热妄行证是热入血分，迫血妄行造成的，临床以突发的呕血、咳血、衄血、便血为主的病证，舌质红，舌苔黄，可伴见身热、神昏、狂躁不安、头胀眩晕和斑疹的急性病证。

从汤液经法体系看，心配属火，心主血脉，心主神志，以血热为病因，以出血、身热和神昏狂躁为表现，属于典型的心火实证。红色斑疹，红色属火，诸痛痒疮，皆属于心，也是心火实证的表现。

《辅行诀》所载小泻心汤治疗"吐血衄血"，大泻心汤治疗"吐血、衄血、下血者"，即佐证。从药物治疗上看，血热妄行当清热凉血，以牡丹皮、玄参、生地黄、黄芩等苦味中药为主，苦味能够泻心，用于心火实证也是佐证。

第四，三焦证候术语中的下焦膀胱湿热证。

下焦湿热证是因湿热邪气侵犯下焦，滞留膀胱，以小便频数涩痛，甚则癃闭，舌质红，舌苔黄腻，伴见身热、口渴为主。

从汤液经法体系看，下焦膀胱湿热证以小便赤少表现为主，而肾主水液代谢，肾与膀胱相表里，湿热留滞所致水液代谢不利，当以肾水实证为主。

《辅行诀》所言"肾实则腹满，面色正黑，泾溲不利"，小泻肾汤和大泻肾汤所治"小便赤少"，即佐证。从药物治疗上看，下焦湿热证往往以利尿通淋为主，药用车前子、滑石、木通、瞿麦等甘味药，甘味泻肾，用于肾水实证也是佐证。

由上可知，里虚证、风寒感冒证、血热妄行证、下焦膀胱湿热证，这些不属于五脏虚实辨证的病证概念，其实都可以用五脏虚实辨证来认识、分析和定义，且从五脏虚实辨证角度的认识和定义，既在病因病机上说得通，也在治则治法上说得通，可以直接与对应的治疗中药相关联。因此，汤液经法体系，很可能才是更为本原的辨证论治体系。

体用哲学观下的虚实夹杂和攻补兼施

我们认为，五脏虚实辨证理论，是可以作为统一的、通约的底层结构，构建整个疾病认知体系的。

大家想要了解具体的五脏虚实病证的临床表现，或者说现在常见疾病的哪些是肝木虚证，哪些是肺金实证。但是，这一部分内容非常庞大，具体内容在中篇。今天的任务，是从另一个角度阐述虚实病证与补泻治疗。

虚实病证与补泻治疗的关系，简单地说，就是虚则补之，实则泻之。这是很自然的阴阳平衡治疗思路，但这个治则治法并不完整。世界上的疾病，不是只有虚证和实证，除了虚证和实证，还有一类病证，叫作虚实夹杂证。例如，肝木虚证、肝木实证两者一结合，就有肝木虚实夹杂证；肝木虚证、肾水实证两者一结合，就有肝木虚证合并肾水实证的虚实夹杂证。

在认识疾病类型时，不能用二极管思维，不能用阴阳对立的思维，而是应该用黑白灰思维，用阴阳转化的思维。这就是《道德经》（图4-1）所说："道生一，一生二，二生三，

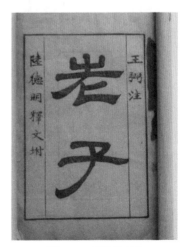

图4-1 《道德经》

三生万物。"

为什么是"三生万物","二"不能生万物吗？原因在于，只有对立没有统一的两种元素，将会永远对立下去，不会演化为丰富多彩的世界。若想演化为丰富多彩的世界，一定要有对立统一与阴阳互含。

具体到疾病认识领域也是一样的道理，虚证和实证是阴阳对立，虚实夹杂证是对立统一。同理，寒证和热证是阴阳对立，寒热夹杂证是对立统一；表证和里证是阴阳对立，半表半里证是对立统一。

我们常说，张仲景《伤寒杂病论》的贡献之一，就是创造了半表半里证，确定了半表半里证的治法和方剂。半表半里证就是表里夹杂证，是表证和里证两个证型因素的对立统一。既然如此，我们就把虚实病证和补泻治疗的关系，重新补充一下，即虚则补之，实则泻之，虚实夹杂则补泻兼施。

在《辅行诀》的疾病认识和治疗思路上，处处都体现着虚实夹杂和补泻兼施。我们来看小补脾汤和小泻脾汤的适应证和组方（表4-1）。

表4-1　小补脾汤与小泻脾汤的适应证和组方

	适应证	组　方	组方结构
小补脾汤	饮食不化，时自吐利，吐利已，心中苦饥；或心下痞满，脉微，无力，身重，足痿，善转筋者	人参三两，甘草三两，干姜三两，白术一两	二甘一辛一苦
小泻脾汤	下利清谷，里寒外热，腹冷，脉微者	附子一枚，干姜三两，甘草三两	二辛一甘

比较即可知，两方的适应证总体上是不同的，小补脾汤的适应证以无力、身重、心下痞满为特点，小泻脾汤的适应证以腹冷、里寒外热为特点。但两方适应证也有相同的症状表现，即小补脾汤的"饮食不化，自利"与小泻脾汤"下利清谷"，无论是从下利的症状表现，还是从下利的内容物中包含未经消化的食物看，此二者都是非常像的，甚至可以认为是同一个症状的不同表述方式。简单地说，小补脾汤与小泻脾汤的适应证，有相同之处。

　　从组方来看，小补脾汤与现在的理中汤很像，由人参、甘草、干姜和白术组成，人参和甘草味甘，干姜味辛，白术味苦，组方结构为"二甘一辛一苦"。小泻脾汤与现在的四逆汤很像，由附子、干姜和甘草组成，附子和干姜味辛，甘草味甘，组方结构为"二辛一甘"。两个复方的组方中药是有重叠的，简单地说，小补脾汤与小泻脾汤的组方有相同之处。

　　按照常理，虚则补之，实则泻之，小补脾汤治疗的是脾土虚证，小泻脾汤治疗的是脾土实证，这两种病证应该是对立的两极才对，怎么会在症状表现和治疗选药上存在重叠呢？

　　刚开始研究《辅行诀》的时候，很多人问过我这个问题。关于这个问题的答案，既简单也不简单。说它简单，是因为小补脾汤的适应证，不是单纯的脾土虚证，而是以脾虚为主、虚实夹杂的病证，故其组方，也不是单纯的补脾，而是以补脾为主、补泻兼施的组方。同理，小泻脾汤的适应证，不是单纯的脾土实证，而是以脾实为主、虚实夹杂的病证，组方也不是单纯的泻脾，而是以泻脾为主、补泻兼施的组方。说它不简单，是我刚刚用了较长的两段话，才把这个问题解释明白。

　　在正式讲解《辅行诀》诸方诸症之前，希望大家能够明白，《辅行诀》是非常重视虚实夹杂和攻补兼施的。《辅行诀》所载五脏大小补泻汤无一例外，都不是单纯的补虚方和泻实方，而是攻补兼施方。这种攻补兼施是有主有次的，是很有章法的。了解《辅行诀》的这个特点后，未来在中篇学习诸方诸证的时候，就会清晰很多。

也许有人会问，为什么一定会虚实夹杂，要补泻兼施呢？为了回答这个问题，我们需要了解中国古代哲学中的一个概念，即体用。

体用思想的发源非常早，有学者研究，早在先秦时期就有初期的体用意识，与早期文明的发展密切相关，且经过历朝历代的解读和丰富，演变为现在的哲学思维。

体用，是"本体－作用"对立统一关系的逻辑呈现，体就是本体，用就是作用。

为什么要区分体用的概念呢？这可能是在长期的生产生活实践中，对世界运行和万物演化特点的一种理解。体用不是对一两个器具、一两个现象的理解，而是一种普遍的世界观。我们举几个例子说明。

其一，砍柴生火（图4-2）。为了生火做饭，我们要去砍柴，砍下来的木柴，是生火的基础，没有木柴，就无法生火，木柴就是体。有了木柴，如果不去生火放在那里，木柴没有发挥作用，不能达到生火的目的，生火就是用。木柴是生火的物质基础，生火是木柴发挥作用的表现形式。在这里，体是木柴，用是生火，两者对立统一，代表了一个物质实体的本体与功用，这是静态的体用关系。

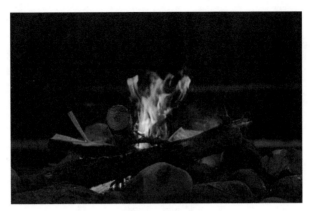

图4-2　生火

其二，充电电池（图4-3）。电池的用，就是电，对外输出电能。但是，电池不是永动机，不能无休止地供电，要想保证电池能供电，就必须先充电。电池的体，就是充电，对内输入电能。在这里，体是充电，用是供电，两者对立统一，代表了充电电池的两个状态，这是动态的体用关系。

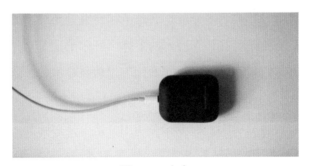

图4-3　充电

无论是上述哪一种体用关系，都体现了体与用的互生、互长和互助，没有木柴，无法生火；电池未充电，则无法供电。反过来，不生火，木柴也失去了意义；不供电，充电也失去了意义。简单地说，体用关系是最能反映阴阳相生相长的一对哲学概念。

《道德经》云："有无相生，难易相成，长短相较，高下相倾，音声相和，前后相随。"体用就是阴阳对立双方的互生互长。

王夫之说"体用胥有""体用相涵"，也是阴阳对立双方的互生互长。

在体用哲学的引导下，脏腑虚实病证就有了新的含义。五脏有体，是本体，是发挥作用的基础；五脏有用，是功用，是本体存在的意义。帮助五脏的功用，就是补味；帮助五脏的本体，就是泻味。注意，五脏的泻味，实际上是补充了该脏的本体。

对于砍柴生火，一定是源源不断的木柴，支撑源源不断的火；对于充电电池，一定是源源不断的充电，保证源源不断的供电。一个不停歇的运行系统，既要保证本体，也要保证功用，两者缺一不可。同理，五脏功用不足，补功用的同时需要适当补充本体，这就是补味和泻味一起用；五脏本体不足，补本体的同时需要适当展现功用，这就是泻味和补味一起用。例如，在肝木病证的治疗上，辛味补肝，酸味泻肝。辛味补肝，就是辛味能够补充肝木的功用；酸味泻肝，就是酸味能够补充肝木的本体。肝木虚证是功用不足，用辛味补功用，同时需要适当补充本体，用酸味补本体，这就是辛味为主、酸味为辅的补泻兼施。肝木实证是本体不足，用酸味补本体，同时需要适当展示功用，用辛味补功用，这就是酸味为主、辛味为辅的补泻兼施。

换句话说，从体用互生互长的关系上看，只有补泻兼施，才能保证五脏气机的升降圆运动持续，纯补或纯泻都是不长久的。

《辅行诀》与《素问·脏气法时论》

前文详细介绍了《辅行诀》所记载的汤液经法体系，通过五脏虚实认识疾病，采用五味补泻治疗疾病，是一个完整的辨证论治体系。

很多人看到五味补泻治疗疾病，可能会说，五味补泻的内容，并不是只有《辅行诀》记载，《黄帝内经·素问·脏气法时论》（图 5-1）中也有记载，而且其所论述的内容是很多医家解方的重要参考。

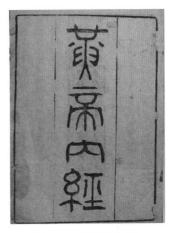

图 5-1 《黄帝内经》

《素问·脏气法时论》的内容，主要是讲五脏与五行、四季、干支、六经的关系，以及五脏疾病的症状表现、欲轻欲重的时间。当然，还有五味对五脏疾病的治疗作用。

我们重点关注的是五味对五脏的治疗作用，于是将散布在各个段落的五脏治疗药味集中起来。

关于肝木疾病的治疗，有"肝欲散，急食辛以散之，用辛补之，酸泻之"，还有"肝苦急，急食甘以缓之"。

关于心火疾病的治疗，有"心欲软，急食咸以软之，用咸补之，甘泻之"，还有"心苦缓，急食酸以收之"。

关于脾土疾病的治疗，有"脾欲缓，急食甘以缓之，用苦泻之，甘补之"，还有"脾苦湿，急食苦以燥之"。

关于肺金疾病的治疗，有"肺欲收，急食酸以收之，用酸补之，辛泻之"，还有"肺苦气上逆，急食苦以泻之"。

关于肾水疾病的治疗，有"肾欲坚，急食苦以坚之，用苦补之，咸泻之"，还有"肾苦燥，急食辛以润之"。

我们将补五脏的药味称为五脏的补味，泻五脏的药味称为五脏的泻味，再加上五脏欲解时的"急食"之味，这就构成了五脏五味补泻的主要内容（表5-1）。需要注意的是，在原文中，每个脏腑均有两次"急食"之味的记载，但是仔细考察即可发现，其中有一次"急食"之味与补味是相同的，故进行了合并处理。我们再将《辅行诀》中关于五脏补泻药味的记载总结，与之形成对比（表5-2）。

表5-1 《素问·脏气法时论》五脏补味、泻味与急食之味的记载

五　脏	补　味	泻　味	急食之味
肝木	辛	酸	甘
心火	咸	甘	酸
脾土	甘	苦	苦
肺金	酸	辛	苦
肾水	苦	咸	辛

表5-2 《辅行诀》五脏补泻药味的记载

五　脏	补　味	泻　味	急食之味
肝木	辛	酸	甘
心火	咸	苦	酸

（续表）

五 脏	补 味	泻 味	急食之味
脾土	甘	辛	苦
肺金	酸	咸	辛
肾水	苦	甘	咸

由此可知，《素问·脏气法时论》的五味补泻内容与《辅行诀》五味补泻内容，有一些是相同的，有一些是不同的。接下来，我们将二者列在同一张表中（表5-3），以括号表示《素问·脏气法时论》中不同于《辅行诀》的内容。

表5-3 《辅行诀》与《素问·脏气法时论》五脏补泻药味对比

五 脏	补 味	泻 味	急食之味
肝木	辛	酸	甘
心火	咸	苦（甘）	酸
脾土	甘	辛（苦）	苦
肺金	酸	咸（辛）	辛（苦）
肾水	苦	甘（咸）	咸（辛）

注：括号内为《素问·脏气法时论》的内容

由此，我们可以得到以下结论。

(1) 从数量上看，在15个补泻药味中，两者相同的内容有9个，不同的内容有6个。相同内容占多数。

(2) 从脏腑上看，只有肝木疾病的补泻药味，两者是完全相同的。心火、脾土、肺金和肾水疾病的治疗药味，均有或多或少的不同。

(3) 从药味出现频次上看，《辅行诀》的补泻药味中，辛、咸、甘、酸、苦五种药味均出现 3 次。而《素问·脏气法时论》的补泻药味中,辛味、甘味、酸味各出现 3 次,咸味出现 2 次,苦味出现 4 次,分布不均衡。

(4) 从各脏腑的补泻药味上看,《辅行诀》各脏腑的补味、泻味和急食之味中,不会出现重复。例如,脾土的补味是甘味、泻味是辛味、急食之味是苦味,三者不会重复。而《素问·脏气法时论》所记载的同一脏腑补泻药味中,出现了 1 次重复的情况,即脾土的泻味和急食之味均为苦味。

(5) 从五味的补泻作用上看,《辅行诀》中五味对五脏的补泻作用是唯一的。例如,酸味作为泻味,只会泻肝,不会泻其他脏腑。而《素问·脏气法时论》中的记载不是唯一的,即苦味作为急食之味,既在燥脾土时出现,也在泻肺金时出现。

按照"肝-心-脾-肺-肾"的顺序从上往下看,《辅行诀》中补味的分布顺序是"辛-咸-甘-酸-苦",泻味的分布顺序是"酸-苦-辛-咸-甘",急食之味的分布顺序是"甘-酸-苦-辛-咸",看起来不同,但都是"辛-咸-甘-酸-苦-辛"循环的一部分。而《素问·脏气法时论》的补泻药味中,补味的分布顺序是"辛-咸-甘-酸-苦",与《辅行诀》的内容相同;泻味的分布顺序是"酸-甘-苦-辛-咸",与补味的分布顺序相比,酸味与甘味的前后顺序变了;急食之味的分布顺序是"甘-酸-苦-苦-辛",与补味的分布顺序相比,则更混乱。

对比而言,《辅行诀》记载的五味补泻关系,逻辑十分严谨,可能才是正宗的五味补泻原义,而《素问·脏气法时论》的内容,逻辑有些混乱,可能是存在遗漏和讹误的。遗漏和讹误的内容,不是一两个,而在 15 个相当关键的药味补泻关系上,错了 6 个。

对于普遍尊崇经典的中医传承来说，为什么记载于《黄帝内经》的五味补泻关系，至今没有成为中药方解的主流？可能是因为，它本身存在诸多错误，难以自圆其说。从成无己《注解伤寒论》开始，历代医家早就尝试用《素问·脏气法时论》中的五味补泻关系识方解方，可是到现在，依然是有些方子可解，一些方子则不可解。

打铁先得自身硬。《素问·脏气法时论》所述的五味补泻关系混乱，无法担起解构方剂配伍原理的重任。

《辅行诀》的问世，让我们看到了真正的五味补泻关系，也为从根本上理解中医组方配伍的原理奠定了基础。例如，《辅行诀》所述的五味补泻关系中，心火疾病的泻味是苦味，而《素问·脏气法时论》是甘味。那么，究竟是苦味泻心，还是甘味泻心呢？

什么时候需要泻心呢？心火实证时需要泻心。心主火热，心主血脉，心实证就是火实证，多表现为火热实证，如口疮、咽痛、发热、血热妄行等。面对这些病证，应清热泻火，用三黄片、黄连上清丸。

三黄片的组成为黄连、黄芩和大黄，根据《中国药典》的记载，这 3 味药都是苦味药。黄连上清丸的组成为黄连、栀子、连翘、炒蔓荆子、防风、荆芥穗、白芷、黄芩、菊花、薄荷、大黄、黄柏、桔梗、川芎、石膏、旋覆花和甘草。根据《中国药典》的记载，方中甘味药，只有防风、石膏、菊花和甘草 4 味，而苦味药则有黄连、栀子、连翘、蔓荆子、黄芩、菊花、薄荷、大黄、黄柏、桔梗和旋覆花 11 味，于情于理，也是苦味药主导的。

《伤寒杂病论》的三黄泻心汤，由黄连、黄芩和大黄组成，根据《中国药典》的记载，均为苦味药。半夏泻心汤由半夏、黄连、黄芩、干姜、甘草、大枣和人参组成，既包含甘味药，也包含苦味药。

其实，甘草、大枣、人参和茯苓这些经典的甘味药，功效中根本没有清热泻火，而是大量的补虚益气。无论是从心火疾病的五行属性，还是现有泻心汤的组方构成，或常用苦味药和甘味药的功效上看，将苦味定为泻心的药味，都比甘味要更合适。谁对谁错，一目了然。

大家要熟记《辅行诀》所述的五味补泻关系，这是之后识方、解方和组方的基础。

中药药性理论可能需要革新

前文我们重点分析了《辅行诀》所记载的五味补泻关系与《素问·脏气法时论》所记载的五味补泻关系之间的异同点。

结论是，无论从严谨性、逻辑性，或是当前关于五味的通俗理解角度看，《辅行诀》关于五味补泻的记载才是正宗的，而《素问·脏气法时论》的五味苦欲补泻内容，存在讹误。其实，与《素问·脏气法时论》的 PK 只是一个小序曲，《辅行诀》所载汤液经法体系的五味补泻理论，其内涵深度远远超出我们的想象。今天要讲的，它对中药药性理论的革新。

中药药性理论是中医药基本理论体系的重要组成部分，是中药临床选药用药的指导性理论，其主要内容包括四气、五味、归经、升降沉浮和有毒无毒，将中药的药性与功效结合起来，才能够完整地认识一个中药。但是，关于中药药性理论的认识，其实一直有不同的观点。大家在学习思考过程中，也会发现一些问题。

第一个问题，升降沉浮属性，与四气五味的属性存在重叠，并不是适用于所有中药，也不是在所有治疗场景下都有用。例如，甘草是甘平中药，升降沉浮的倾向却不明显。临床使用甘草，常不会考虑其升降之性。一般而言，热性中药性升，寒性中药性降。

第二个问题，现在看到的中药药性理论，虽然肇始于《神农本草经》，但与《神农本草经》的药性理论是不同的。最大的不同，在于归经理论。《神农本草经》关于中药药性的记载只有寒、热、温、凉和辛、咸、甘、酸、苦，并没有归经，没有成形的整套归经理论。成形的归经理论，是金元医家张元素完善发展起来的，代表作就是《脏腑标本寒热虚实用药式》。确定中药归经的关键，是通过中药的功效和适应证的脏腑定位，进行反推。这就造成中药的归经属性极大地依赖于功效属性，两者相似度非常高。

例如，陈皮（图 6-1）的功效是理气健脾，燥湿化痰，用于食少吐泻和咳嗽痰多。食少吐泻，是脾胃方面的问题，咳嗽有痰，又归于肺。因此，陈皮的归经是脾和肺。

这样的思路，增加了药性理论的丰度，却不可避免地引

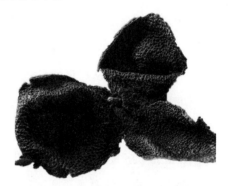

图 6-1　陈皮

入了信息冗余。归经理论引入后，以归经作为药物治疗的定位概念，原本五味的定位含义被弱化，慢慢遗失。现在只要一说起药物治疗的靶位，大家都会想到归经，而不会想到五味。请大家再认真看看五味补泻理论，它的本质中包含了五味的定位能力。如辛味既然能补肝，就一定得先入肝。

第三个问题，也是最关键、最重要的问题。目前的五味理论，与脏腑是有配属关系的。五味入五脏，即酸入肝、苦入心、甘入脾、辛入肺、咸入肾。

而这个配属关系，是有问题的。五味的作用特点与五脏的生理特点，存在不匹配之处。例如，酸味药作用特点是能收能涩，而肝属木，应春天，主升发，肝气需升发，不然就会肝郁，肝郁则

病。那么，问题来了，对于以升发为主的肝脏，为什么要配属具有收敛作用的药味呢？难以理解。如果看看《辅行诀》所载汤液经法体系的五味补泻关系会发现，补肝木的药味是辛味，辛味能散能行，恰好符合肝木的生理属性。泻肝木的药味是酸味，酸味能收能涩，对升发起反作用，与其对抗辛味补肝作用的定位是一致的。

因此，我们真的需要重新审视目前的中药药性理论。根据《辅行诀》所载汤液经法体系的内容，尝试重构一下中药药性理论的框架。

首先，在中药药性理论中，最重要的属性，应该是五味。原因很简单，天地相合而生人，天气入鼻，地气入口，天气即四气，地气即五味。所谓"人秉天地之气生"，"天食人以五气，地食人以五味"，"五气入鼻，藏于心肺，上使五色修明，音声能彰；五味入口，藏于肠胃，味有所藏，以养五气，气和而生，津液相成，神乃自生"。入口的食物和药物，本质都是地气，都为五味所统领。而五味能够养人，也能够伤人，所谓"阴之所生，本在五味，阴之五宫，伤在五味"。五味调和之事，就是保身长全和治病救人的根本大法。

其次，在中药药性理论中，应明确五味与五脏的多对一配属关系。同一个脏腑既有补味也有泻味，均与该脏腑具有配属关系。例如，辛味补肝，能够入肝配肝，而酸味泻肝，也能够入肝配肝。这样一来，不仅能够解释辛味药和酸味药均常用于肝木疾病治疗的临床常规，也能明确地区分其定位和作用。辛味补肝，是补助肝木的功用；酸味泻肝，是减弱肝木的功用，或者说是补助肝木的本体。如此一来，就能更好地为临床各类疾病的诊疗经验找到理论依据，为临床组方配伍提供明确的选药方向和更多的成方可能性。

再次，应将五味配伍化合关系，纳入中药药性理论。五味配伍化合关系，相信很多人都没有听说过。这是《辅行诀》所载汤液经法体系首次披露的内容，准确地说，是汤液经法图展示出来的内容。

汤液经法图是《辅行诀》中收录的唯一的图（图 6-2）。有些学者将其称为"五味补泻体用图"，有些学者将其称为汤液经法图。我觉得从来源角度看，称为汤液经法图可能更合适。

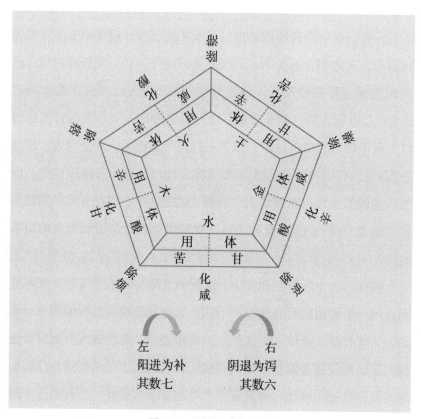

图 6-2　汤液经法示意

这张图几乎囊括了汤液经法体系的主体内容，包括五脏的补泻药味和急食之味，通过一个"化"字，给出了各个脏腑补味、泻味和急食之味之间的关系。例如，在肝木疾病治疗区域，辛味补肝，酸味泻肝，辛味与酸味的配伍可以呈现"化甘"的效果。大家注意看，"化甘"完全写在"辛"与"酸"之间的中线延长线上，并且是刻意为之。这就体现了辛味、酸味与甘味之间的配伍转化关系，简要地说，就是辛酸化甘。

　　我们在第二讲里说，辛味补肝用于肝虚证，酸味泻肝用于肝实证，而甘味作为急食之味，既能用于肝虚证也能用于肝实证，实际上也是考虑"化甘"写在中线延长线上，代表了甘味的两边适用性。

　　按照这个思路，我们将5种五味配伍化合关系列出来，即辛酸化甘、咸苦化酸、甘辛化苦、酸咸化辛、苦甘化咸。这是非常重要的关系，对于中医组方配伍用药的意义非常重大。如此重要的内容，理应纳入中药药性理论。关于这个理论，我们下一讲专门论述。

　　最后，我们建议重新梳理中药药性理论各个属性的相关性，包括四气与五味的关系、四气与归经的关系、五味与归经的关系、四气与功效的关系、五味与功效的关系等。这样做的原因，是想找到药性理论的最核心要素。

　　如果从五行的角度看，四气、五味、归经、升降沉浮都与其具有相关性。既然如此，是不是可以认为，中药药性的本质其实是五行属性，而四气、五味、归经和升降沉浮都是中药五行属性的外延。

我们认为，重新审视和梳理中药药性理论，才是科学表述和阐明中药药性理论的第一步，其他从化学、药理学、统计学、数学等角度的研究是第二步。

《辅行诀》所记载的汤液经法体系，恰恰为我们重新审视和梳理中药药性理论，提供了绝好的视角和依据。

独树一帜的五味配伍化合关系

前文中，我们提到应该将五味配伍化合关系纳入中药药性理论。因为这组关系表述了一种五味之间的关联，即辛、咸、甘、酸和苦5个属性之间的关联。这个内容，以前是没有见到过的。

我们熟悉的五味化合关系或者合化关系来源于成无己的《注解伤寒论》，即"辛甘化阳，酸甘化阴"。成无己为了解读仲景经方，使用《素问·至真要大论》和《素问·脏气法时论》的内容，以"辛甘化阳"之意解释辛味药与甘味药配伍的经方，以"酸甘化阴"之意解释酸味药与甘味药配伍的经方。

例如，在解释甘草干姜汤的配伍原理时，言"辛甘发散为阳，甘草干姜相合，以复阳气"；解释桂枝汤的配伍原理时，言"辛甘发散为阳，桂枝汤，辛甘之剂也，所以发散风邪"；解释小青龙汤的配伍原理时，言"寒邪在表，非甘辛不能散之，麻黄、桂枝、甘草之辛甘，以发散表邪"；解释芍药甘草汤的配伍原理时，言"酸以收之，甘以缓之，酸甘相合，用补阴血"。

根据这些内容，我们发现，其一，成无己《注解伤寒论》中的"辛甘化阳"之意，来源于《黄帝内经》。准确地说，来源于《素问·至真要大论》（图7-1）的"辛甘发散为阳，酸苦涌泄为阴"。其二，在《注解伤寒论》里，根本没有完整的"辛甘化阳"或"酸甘化阴"四字联用的表述，没有出现"化"。

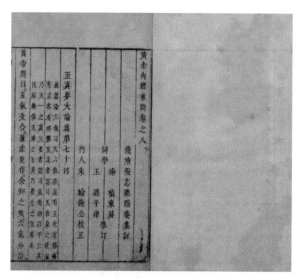

图7-1 《素问·至真要大论》

《素问·至真要大论》中"辛甘发散为阳，酸苦涌泄为阴"的说法，讲的是五味的阴阳属性，辛味和甘味为阳，酸味和苦味为阴，也没有化合的意思。

由此我们可以得出，所谓的"辛甘化阳"和"酸甘化阴"，是肇始于《黄帝内经》五味阴阳属性的一种表述，其中应该不存在两两化合的意思。也就是说，没有甘味，辛味也能升阳，没有甘味，酸味也能滋阴，不需要两种药味的化合。而《辅行诀》描述的五味配伍化合关系，才是真正的两两化合得到第三者的转化关系。这种关系，是我们以前没有见到过的。

关于五味配伍化合关系，我们重点讲解一下。

在肝木区域，是辛酸化甘，或者叫酸辛化甘；在心火区域，是咸苦化酸，或者叫苦咸化酸；在脾土区域，是甘辛化苦，或者叫辛甘化苦；在肺金区域，是酸咸化辛，或者叫咸酸化辛；在肾水区域，是苦甘化咸，或者叫甘苦化咸（图7-2）。

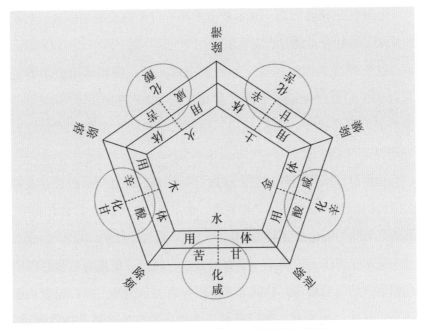

图7-2　汤液经法图的五味配伍化合关系

通过认真梳理这5组化合关系，我们会发现其逻辑非常严谨。

首先，每一组关系的前两个药味化合，一定会得到第三个药味，不会再化合回前两个药味中的任何一个。例如，辛酸化甘，一定不会再化回辛，或者再化回酸，一定是得到新的药味。

其次，在这5组化合关系中，每一药味均衡地、不偏不倚地出现3次。这说明，五味配伍化合关系是循环式的，是首尾相接的，与五行相生相克关系一样。

最后，五味配伍化合关系，本身就体现了五行生克关系，尤其是相克关系。例如，甘味是脾土的补味，辛味是肝木的补味，肝木克脾土，辛味能够泻脾，抵消甘味的作用。解决肝木克脾土，需引入肺金，通过金克木，以酸金抵消辛木的力量，从而减少辛木对甘土的克制，相当于增加了甘土的力量。这种相克关系，可以表述为"辛酸化甘"。

五味配伍化合关系，其本质依然是五行生克关系的体现，只不过采用了这种合化的方式表达出来。

这么严谨的逻辑，是一种数理逻辑，是一种能够用数学方法进行表征的数学关系。于是，在北京大学医药管理国际研究中心韩晟老师的帮助下，我们采用不同的数学方法，多角度地对该数理逻辑进行了验证。

我们可以采用矩阵语言来描述这种关系，通过穷举法来寻找符合条件的矩阵都有哪些，结果发现，满足条件的矩阵有且只有一个，那就是五味配伍化合关系的矩阵。

我们还可以采用图论一笔画的方法，通过五角星一笔画过程中相邻顶点的先后顺序，验证五味配伍化合关系的唯一性。无论从哪一个点开始，正着画还是反着画，五角星一笔画经过的顶点顺序，是唯一不变的（图7-3）。

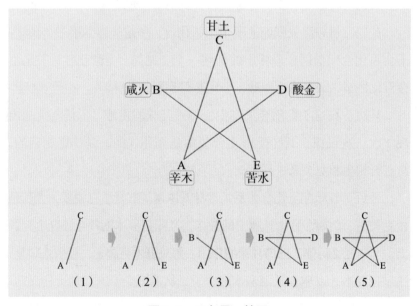

图7-3 五角星一笔画

我们还采用五维空间向量外积的运算方法，实现五味配伍化合关系的数学表达。如果一个简单的两种药味的配伍化合，就要用到超出我们认知范围的五维空间的向量外积表示，那么一个复杂中药组方性效的数学表述，显然需要更为复杂的数学思维理解。

辛酸化甘、咸苦化酸、甘辛化苦、酸咸化辛、苦甘化咸的配伍化合关系，是经过数理逻辑证明的确证性内容，大家可以直接拿来用。

《伤寒论》的桂枝汤与小建中汤很像，小建中汤就是在桂枝汤基础上，增加芍药的用量及胶饴而来的。

桂枝汤发散解肌，调和营卫，是一个解表剂，用于太阳中风。

小建中汤温补气血，和里缓急，是一个温中剂，用于虚劳里急。

一个以祛风解表为主的方子，加了甘味药胶饴，增加了补中缓急的作用，完全转向，从治表证变为治里证，从祛邪变为扶正。增加芍药的用量，是为了补血敛阴和养血止痛吗？实际上，大家都忽视了对药味的分析。桂枝汤加减后变为小建中汤的关键，就在于一个五味配伍化合关系，叫作辛酸化甘。

桂枝汤有辛味药桂枝和生姜，有酸味药芍药，也有甘味药甘草和大枣。根据汤液经法体系，辛味补肝，酸味补肺，甘味补脾，桂枝汤方既可以补肝祛风解表，也可以补肺敛阴和营，还可以补脾益气。哪种药味的用量大、占比大，其作用功效表现得更明显。

桂枝汤原方中辛味药的用量大，祛风解表作用占主导地位。在原方中增加甘味药，会增加甘味补脾作用；增加酸味药，则会促使等量的辛味药与酸味药之间发生配伍化合，辛酸化甘，也转化为甘味补脾的作用。通过这样的两个操作，一个解表剂就变成了温中剂。

小建中汤中，桂枝三两，生姜三两，而酸味药芍药增加到六两，恰好是两个辛味药剂量之和，这难道是巧合吗？也许是，也许不是，但从辛酸化甘的角度看，辛味药与酸味药的等量，能够最大限度地促进辛味药与酸味药化合为甘味药。

关于小建中汤，成无己说："建中者，建脾也。《内经》曰：脾欲缓，急食甘以缓之。胶饴、大枣、甘草之甘以缓中也。辛润散也，荣卫不足，润而散之，桂枝、生姜之辛，以行荣卫。酸收也、泄也，正气虚弱，收而行之，芍药之酸，以收正气。"

在成无己的解释中，辛味药桂枝、生姜依然是散营卫的，酸味药芍药是收正气的。它们就像是三个陌生的路人，一起出现在了一个以甘味为主的补脾方中。大家比较一下这两种方解，只有加入辛酸化甘的配伍化合关系，才能更好地诠释小建中汤的组方配伍原理，同时，成无己在注解经方时，并不知道五味配伍化合关系。因此，我们才要更加珍惜《辅行诀》所展示的汤液经法体系，好好传承。

木中土，水中金，中药也有五行属性

《辅行诀》最大的价值在于陶弘景摘抄的《汤液经法》内容，让我们得以看到汤液经法体系的诊断和用药原理。这些摘抄内容除了60首汤液方，还有一段关于中药的记载。

陶弘景在《辅行诀》中提到："今检录常情需用者六十首，备山中预防灾疾之用耳。检用诸药之要者，可默契经方之旨焉。"意思就是说，除了"检录"60首汤液方，还"检用"了一些中药。这些中药不是随便选的，而是"诸药之要"。"诸药之要"就是"诸药之精"，是在临床上"多疗诸五脏六腑内损诸病"的那些中药。我们的理解，就是药味比较纯正的，功效比较纯正的，能够代表五行正味的常用中药。现在往往借用"诸药之精"一词，将这些中药称为药精。由于《辅行诀》只是记载了二十五味中药，于是就形成了二十五味药精。

关于二十五味药精的记载，不同的抄本有所区别，但是大同小异。我们统计了一下，钱超尘教授主编的《〈辅行诀五脏用药法要〉传承集》中收集了21个抄本，以第一个1965年范志良抄本（图8-1）为标准的话，其他20个抄本中有15个抄本，在二十五味药精的文字记载上与其完全相同。余下的5个抄本，有4个抄本没有药精的文字记载，仅周连森第二次抄本（1988年）在二十五味药精的文字记载内容不同。但是在21个抄本中，也有一些抄本中列有记载

二十五味药精的表格，如张大昌抄本
（1974 年），通过这个表格中的内容，
可以看到不同的药精属性。

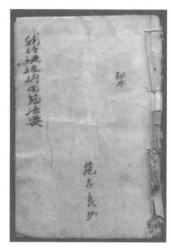

我们先列出 1965 年范志良抄本
中关于二十五味药精的记载。

味辛皆属木，桂为之主，椒为
火，姜为土，细辛为金，附子为水。

味咸皆属火，旋覆为之主，大
黄为木，泽泻为土，厚朴为金，硝石
为水。

图 8-1 《辅行诀》范志良抄本

味甘皆属土，人参为之主，甘草为木，大枣为火，麦冬为金，
茯苓为水。

味酸皆属金，五味为之主，枳实为木，豉为火，芍药为土，薯
蓣为水。

味苦皆属水，地黄为之主，黄芩为木，黄连为火，白术为土，
竹叶为金。

换个说法，也就是：

味辛皆属木，桂为木中木，椒为木中火，姜为木中土，细辛为
木中金，附子为木中水。

味咸皆属火，旋覆花为火中火，大黄为火中木，泽泻为火中土，
厚朴为火中金，硝石为火中水。

味甘皆属土，人参为土中土，甘草为土中木，大枣为土中火，
麦冬为土中金，茯苓为土中水。

味酸皆属金，五味子为金中金，枳实为金中木，豉为金中火，
芍药为金中土，薯蓣为金中水。

味苦皆属水，地黄为水中水，黄芩为水中木，黄连为水中火，白术为水中土，竹叶为水中金。

这就是我们说的，木中土、水中金为中药的五行属性。准确地说，是五行属性的亚分类。

看到过这段内容的人，我相信都会留有很深的印象。因为这段内容以完全不同于现有药性理论的表达方式，颠覆性地描述了中药的属性。

第一，这段内容直接给出了中药的五行属性，这味中药属于木，那味中药属于水。这种表达方式，将五行这一组抽象的概念，与中药这些具体的实体，联系在一起。

第二，这段内容直接给出了五味与五行的关系，即味辛皆属木，味咸皆属火。对于肝木要配伍辛味而不是酸味，这里也是明证。

第三，这段内容直接给出了采用五行属性进行初分类和亚分类的迭代方法，即初分类是木、火、土、金和水，亚分类是木中木、木中火、木中土、木中金和木中水。

第四，这种中药界定五行属性的方法，目前是失传的。

第五，仔细考察这些中药可知，即使从现有药味角度看，很多内容都是符合的。例如，从初分类的角度看，属性为木的桂枝、蜀椒、干姜、细辛和附子，是辛味的；属性为土的人参、甘草、大枣、麦冬和甘草，是甘味的。但是，也有不符合的，如属性为火的大黄现在标示的是苦味，而不是咸味。

根据前期研究，对于木中土、水中金的五行属性亚分类，我们将前面的五行属性定义为前位属性，将后面的五行属性定义为后位属性。经过简单的统计分析，结果发现，前位属性与《中国药典》关于中药五味记载的总体符合度最高，为76%；而后位属性与《中国药典》关于中药归经记载的总体符合度最高，为 68%。也就是说，木中土的"木"提示的是药味，而药味背后就是功效；"土"提示的是归经，而归经背后就是功效定位。例如，在二十五味药精中，木中土是姜，无论是生姜还是干姜，都是辛味药，不仅能解表散寒，而且能温中止呕，解鱼蟹毒，治疗脾胃病，归脾胃经；黄连是水中火，是一味经典的苦味药，可以清心火，治疗心烦不寐和吐血衄血，归心经。

这只是一个初步的研究。在《中国药典》记载中，很多中药都有不止一个药味和一个归经，只要有一个能与五行属性对应上，我们就认为是相符。这种研究思路是有缺陷的，但作为一种初步探索，也能提供一些思考。

我们试着分析一味不相符的中药，大黄（图 8-2）。

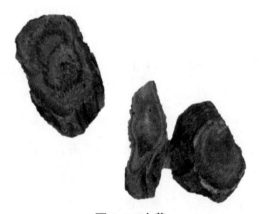

图 8-2　大黄

大黄的五行属性为火中木，提示其药味为咸，作用定位在肝木。现在大黄的归经是包含肝经的，这一点可以算作符合。但现在《中国药典》将大黄的药味定义为苦味而非咸味。那么，咸味怎么解释呢？根据汤液经法体系，咸味主要的作用有 3 个，咸味是心火的补味，能够补心；咸味是肺金的泻味，能够泻肺；咸味是肾水的急食之味，能够润肾。大黄是一味很常用的中药，功效也很多，包括泻下攻积、清热泻火、凉血解毒、逐瘀通经和利湿退黄。

肺与大肠相表里，肺实就是大肠实，泻肺就是泻大肠，肺实则喘憋，大肠实则便秘。从大黄泻下通便的功效看，说它是以泻肺为主的咸味中药，其实是没有问题的；从肾主水液的角度看，也会用于淋证、水肿等肾水疾病，也是其咸味润肾的一个表现。现在有一个治疗慢性肾衰竭的中成药，叫尿毒清颗粒，其君药就是大黄。故言大黄味咸润肾，也不是不可以。

在汤液经法体系中，大黄的咸味是有依据的。换句话说，现在关于大黄苦味的记载，可能是错的，而且没有体现大黄的功效特点。如果大家尝过单味大黄的水煎液，你会发现，它其实不是苦的，而是咸的。也有朋友告诉我，新鲜阔叶大黄的叶柄就是咸味的。

汤液经法体系中的五脏虚实辨证可能才是中医诊病识病理论的本原。只不过，在历史传承的长河中，有些内容传承保留下来了，而有些内容失传了。留下来的那部分，就是现在脏腑辨证的内容。同理，汤液经法体系中的中药五行属性可能才是中药药性理论的本原，而现在留下来的那部分是五味记载。

下面分析一下《辅行诀》不同抄本中关于二十五味药精的不同记载。

伊尹《汤液经法》是大约3600年前所作，陶弘景《辅行诀》也是大约1500年前所作，再加上《辅行诀》原卷已失，目前的研究底本是各种手抄本，内容存在讹误和遗漏的情况是很正常的。不同的传抄者，根据自己的认识和临床经验，调整抄本中的个别内容，也是有可能的。因此，对于各个抄本的不同内容，我们也要加以关注。

例如，麦冬在不同抄本中就有不同的五行属性（图 8-3）。在范志良抄本（1965 年）中，麦冬为土中金，这一点从前面二十五味药精的记载也能看到。而在张大昌抄本（1974 年）中，麦冬为金中土。

土中金，药味是甘味；金中土，药味是酸味。从麦冬养阴生津，治疗肺燥干咳、津伤口渴、心烦失眠的角度看，将其定义为酸味更为合适。因酸味补肺，用于肺虚证，而肺虚证的典型表现是口干口渴；同时酸味收心，是心火的急食之味，也可以用于心烦失眠。

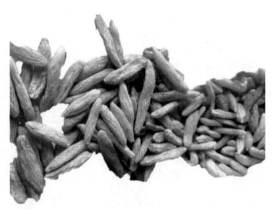

图 8-3　麦冬

关于中药五行属性和五味，其实还有很多内容需要研究。例如，中药是只有一个药味吗？有没有复合药味的情况？怎样确定二十五味药精之外的中药的五行属性和药味呢？能用五味代替归经实现药物作用的定位吗？诸如此类问题，还需继续探索。

面对如此复杂的中药五行属性，我建议可以锚定五味，以五味与功效的关联关系为主体框架认识中药。功效简单的中药，一种药味就够了；功效复杂的中药，可以赋予其两种药味。至于其他内容，如五行属性与药味的关系，五行属性与四气、归经等其他药性理论内容的关系，五行属性与中药性状、采收、炮制等其他中药物理属性或生长生产特点的关系，都可以留待以后讨论。对于临床使用来说，把握住中药的五味和功效，就把握了精髓。

第九讲　汤液经法图让真正的中医精准组方成为可能

前文中，我们提到了《辅行诀》收录的汤液经法图，或称"五味补泻体用图"。

该图是非常重要的内容，将五脏虚实辨证理论、五味补泻治疗理论和五味配伍化合关系融会贯通在一张图上，以清晰简明的方式展现出来，让原本枯燥、平面化的诊病治病原理立体化。

第四讲所讲的体用哲学关系，也是来源于汤液经法图的记载。同时，这张图展示了另一个新的信息，即组方配伍的原则。

由此可知，汤液经法图一共展示了4类信息，一是五脏虚实辨证理论，二是五味补泻治疗理论，三是五味配伍化合关系，四是组方配伍的原则。

陶弘景评价这张图，言："此图乃《汤液经法》尽要之妙，学者能谙于此，医道毕矣。"意思就是说，如果学医的同志们能够看懂会用这张图，基本上就掌握了医学的真谛。因此，这张图的重要性是不言而喻的，希望大家都能够熟记这张图。学完之后，相信大家就会有一个感觉：只有汤液经法图，才能让真正的中医精准组方成为可能。

现在一提组方配伍理论，大家耳熟能详的是君臣佐使理论。在一个方子中，应该有君药、臣药、佐使药。君药，是对主病或主证起治疗作用的药物。臣药，是辅助君药治疗主病或主证的药物。佐使药是治疗兼证或者缓和君臣药毒性的药物。君臣佐使理论的含义，没有任何问题，但它仅是一个配伍框架，而不是一个真正的配伍理论。

君臣佐使理论，只是告诉我们，方中药味有君臣佐使的区别，治疗主病或主证的是君药。但是，该理论没有告诉我们，对于特定的主病或主证，何药应该是君药，何药应该是臣药。换句话说，在一个方子里，哪味药是治疗主病或主证的需要学习者自己判断，君臣佐使理论本身没有这种判断。大家也许会觉得，通过用量和中药的功效特点就能确定，但实际情况是不行，现在很多经典名方的君药（如理中丸），都没有最终确定。

理中丸由人参、干姜、甘草和白术组成，共4味药，用于治疗脾胃虚寒所致的疼痛胀满、呕吐腹泻、倦怠乏力等，尤其擅长用于阳虚下利、阳虚霍乱的治疗。理中丸的君药，到现在都有争议，而且这个争议是直接写在《方剂学》教材上的。关于理中丸的君药，有人认为应该是干姜，温中止泻；有人认为应该是人参，健脾益气；也有人认为应该是人参与干姜共为君药，病因既有虚也有寒；还有人认为应该是白术，因白术性温，既能温中，又能健脾补气，还能燥湿止泻，再用麸皮炒一下，增强温燥之性，简直是全能。

这就是不同的人，有不同的判断。单有君臣佐使理论根本不够，如果不能将各种特定的主病或主证与特定的中药属性联系起来，最终还是难以理解。

现在学术界已经认识到这个问题。国家药监局发布的《中药新药复方制剂中医药理论申报资料撰写指导原则（试行）》，明确提出"一般可以采用君臣佐使的组方分析理论进行分析"，同时，"难以采用君臣佐使的方式进行方解的，可以采用其他符合中医药理论的组方配伍分析方法"。

这强有力地证明现有的君臣佐使理论，在解释组方配伍原理方面并不是完美的，别提指导组方配伍了。因此，我们需要重新审视君臣佐使理论的地位，客观看待君臣佐使理论（图9-1）的价值。

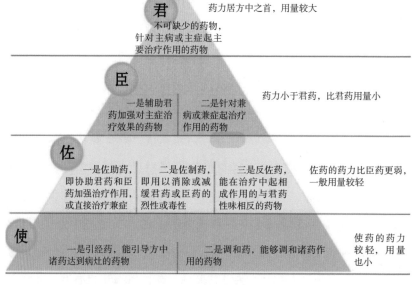

君 药力居方中之首，用量较大
不可缺少的药物，针对主病或主症起主要治疗作用的药物

臣 药力小于君药，比君药用量小
一是辅助君药加强对主症治疗效果的药物　二是针对兼病或兼症起治疗作用的药物

佐 佐药的药力比臣药更弱，一般用量较轻
一是佐助药，即协助君药和臣药加强治疗或直接治疗兼症　二是佐制药，即用以消除或减缓君药或臣药的烈性或毒性　三是反佐药，能在治疗中起相成作用的与君药性味相反的药物

使 使药的药力较轻，用量也小
一是引经药，能引导方中诸药达到病灶的药物　二是调和药，能够调和诸药作用的药物

图 9-1　君臣佐使

汤液经法图中至少包含了4个信息。

第一个信息，五脏虚实辨证理论，是整个汤液经法图的框架，是一个五边形结构。每一条边就代表一脏，并且按照顺时针方向，以肝木 - 心火 - 脾土 - 肺金 - 肾水的五行相生顺序排列。同时，每条边都分为"体"和"用"两部分，其中"用"对应各脏的虚证，"体"对应各脏的实证。

第二个信息，五味补泻理论，是汤液经法图标示的五脏虚实病证的治疗药味。其中，"用"对应的是各脏的补味，用于治疗虚证，是帮助五脏功用的药味；"体"对应的是各脏的泻味，用于治疗实证，是帮助五脏本体的药味。按照顺时针顺序，五脏的补味和泻味都分别构成"辛－咸－甘－酸－苦"的顺序，与《辅行诀》原文的文字记载相同。

第三个信息，五味配伍转化关系，是汤液经法图五边形外部的"化甘""化酸""化苦""化辛"和"化咸"的文字，与各脏补味和泻味共同构成的五味之间的转化关系。具体论述可以回顾第七讲。

第四个信息，组方配伍原则。这方面的内容，实际上是在前三方面信息基础上得到的，关于五脏虚实病证所对应的潜在选药组方思路。肝木有虚证也有实证，补肝虚的药味是辛味，泻肝实的药味是酸味，而辛酸化甘，甘味能缓肝，既能用于虚证也能用于实证。治疗肝木虚证的选药组方思路，大概有以下 4 种：①以辛味药组方，单纯使用辛味药补肝；②以辛味药加甘味药组方，使用辛味药补肝的基础上用甘味药缓肝；③以辛味药加酸味药组方，在保证辛味药为主的前提下，补泻兼施，以补为主；④以辛味药加酸味药、甘味药组方，在保证辛味药为主的前提下，兼用甘味药缓肝，补泻兼施，以补为主（图 9-2）。以上 4 种组方原则，治疗的都是肝虚证。只不过，有些治疗单纯的肝虚证，有些治疗虚实夹杂、以虚为主的肝虚证；有些单刀直入，药少力专，有些协同作战，应对复杂情况。

换句话说，在所有治疗肝虚病证的治疗方中，辛味药是一定要存在的，而且是毫无争议的君药。酸味药和甘味药根据具体病情选择性地加减的，不是君药。实话实说，这种逻辑严谨的药味与病证类型之间的强关联关系，以往理论中是没有的。

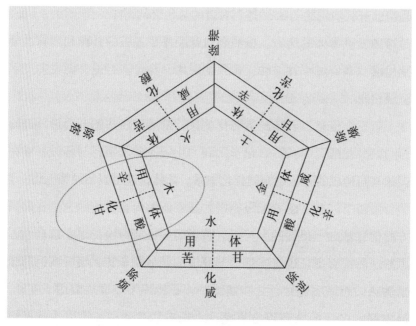

图9-2　汤液经法图的肝木区域

　　这种强关联关系，既然存在于肝木疾病，也存在于心火、脾土、肺金和肾水的疾病。汤液经法图在药味与病证之间建立了一种强关联关系，是哪个脏腑的虚证或实证，就要用哪一种药味为主去治疗，药证相应。我们可以用这种联系进行中药新药组方合理性的审评；也可以用这种联系进行中药的精准组方配伍。当然，这只是药味选择层面的精准性，除此之外，在药味数目选择、用量选择等方面，均存在这种精准性。

　　综合以上内容，也就形成了我们的结论，汤液经法图让中医真正的精准组方成为可能。也许有人会说，这些都是理论分析，现在的这些肝木虚证治疗方中，真的有这样的组方配伍原则吗？真的存在刚才说的4种组方配伍形式吗？有的。以单纯的辛味药构成的补肝方，如麻黄附子细辛汤；以辛味药加甘味药构成的补肝方，如川芎茶调散；以辛味药加酸味药构成的补肝方，如葱豉汤；以辛味药加酸味药、甘味药构成的补肝方，如《辅行诀》的小补肝汤、《伤寒杂病论》的桂枝汤。

汤液经法图的隐藏技能

《辅行诀》收录的汤液经法图是很重要的一张图，描绘了关于中医组方配伍的很多信息，代表汤液经法体系的核心内容。

学习《辅行诀》的人，通常会将汤液经法图与《辅行诀》的五脏大小补泻汤相对应，并采用汤液经法图解释五脏大小补泻汤的组方配伍。这一点是没错的，但汤液经法图不是五脏大小补泻汤的专属内容，它可以用来解释五脏大小补泻汤的组方配伍原理，也可以用来解释仲景经方的组方配伍原理，还可以用来解释其他时方、验方等一切方的组方配伍原理。

第一个依据是陶弘景在《辅行诀》所讲的，即"汉晋以还，诸名医辈，张机、卫汜、华元化、吴普、皇甫玄晏、支法师、葛稚川、范将军等，皆当代名贤，咸师式此《汤液经法》，愍救疾苦，造福含灵，其间增减，虽各擅其异，或致新效，似乱旧经，而其旨趣，仍方圆之于规矩也。"

这段话表达了两个非常重要的意思，其一，张仲景、吴普、皇甫谧等各个医家，都是在汤液经法体系下组方用药，是仲景经方源于汤液经法体系的证据。其二，这些医家组方的思路，不是常规思路，各有各的擅长，看起来这些思路与标准的汤液经法不同，但其本质原理依然遵从汤液经法的规矩。

第二个依据，我们根据汤液经法图的思路列出单纯肝虚证治疗的 4 种组方形式，即以辛味药为主为君，根据病情需要配伍酸味药或甘味药的组方形式。这 4 种组方形式均有现实可查可考的常用方，如单纯辛味药构成的方子是麻黄附子细辛汤，辛味药加甘味药构成的方子是川芎茶调散，辛味药加酸味药、甘味药构成的方子是小补肝汤和桂枝汤。这说明，汤液经法图的规矩思路不仅能够解释小补肝汤，也能够解释桂枝汤和麻黄附子细辛汤，还能够解释川芎茶调散。其实，不仅是这几个方子，我们现在已经用汤液经法图的规矩，对《方剂学》教材中的所有方剂进行了方解，结果是惊人的，也是满意的。这为汤液经法图万方之源的地位提供了强有力的直接证据。

第三个依据，是反证。现行的主流辨证理论，不是五脏虚实理论；主流配伍理论，也不是五味补泻理论。现在的中医组方思维，大概分为两类，一类是强调固守经方思维，能不加减就不加减，用原方；另一类则是基于经验的自由组方思维，强调通过多次的加减尝试来寻求临床效果。

两种组方思维，其实都反映了同一个问题，就是组方配伍本原理论的缺失。由于组方配伍本原理论的缺失，有人在成方基础上，不敢擅自加减，恐失其效；也有人另起炉灶，以临床有效为目的，用不同的理论指导不同疾病的诊疗，甚至开始自创理论。

其实，这种情况在历朝历代的医家身上都能看到。如果我们能够还原汤液经法理论体系，上述这些问题就可以得到解决。因此，汤液经法图作为汤液经法体系的核心内容，可能真的是万方之源。这就是汤液经法图的隐藏技能，具备解决一切中医组方问题的潜力。

我们解读《辅行诀》的目的，是让大家不仅了解五脏虚实辨证理论，而且掌握五脏大小补泻汤的使用，更是为了能够传承与推广 3600 年前的汤液经法体系与汤液经法图。

关于遵循汤液经法图所展示出来的组方配伍规矩，我们可以做以下几件事。

第一，识方解方。识方与解方，是学习中医方剂的第一步。采用汤液经法图，可以清晰、明确地掌握一个中医方剂的组方配伍特点及其功效特征。简单一点的，如桂枝甘草龙骨牡蛎汤，是一首心肝同补的治疗方，用于心肝两虚证所见的惊悸、失眠，也就是现在的心阳不足证。方中桂枝辛，甘草甘，龙骨酸，牡蛎咸，辛补肝甘缓肝，是补肝虚，咸补心酸收心，是补心虚。

复杂一些的，如安宫牛黄丸（图10-1）。以辛苦兼有的牛黄为主，配以麝香、郁金和冰片之辛，增强辛味补肝开窍之力；再配以水牛角、雄黄、朱砂、黄连、黄芩和栀子之苦，增强苦味泻心清热之力；再辅以酸味收心敛神之珍珠，以此成方。从汤液经法图看，诸药联用，辛开苦降，用于肝虚证合并心实证之神昏高热，神昏所以补肝开窍，高热所以泻心清热，一目了然。

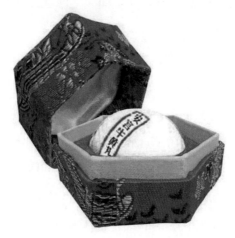

图10-1　安宫牛黄丸

　　两个方子虽然不同于五脏大小补泻汤的组方思路，但都能从汤液经法图得到近乎完美的解释。

　　第二，组方调方。学会识方解方，就能组方调方。组方只是诊疗的第二步，而诊疗的第一步是识病，确定病因病机。在汤液经法体系的五脏虚实辨证理论下，要确定疾病的病位和病性，病位是脏腑定位，病性是虚实属性，确定了这些内容之后，再进行相应的补泻组方。这是一个庞大的理论实践体系，应逐步构建和优化。

　　第三，为临床实践经验提供理论解释和理论源泉。汤液经法图既然是万方之源，应该能对临床实践发现的诊疗经验提供理论解释，又能为新的临床实践提供理论源泉。这就是从实践中来，到实践中去。

　　胡希恕老先生认为生石膏（图10-2）除了清热，还有"解凝"的妙用，并将其用于肌腹挛缩坚痛、心烦汗出等证。而这个临床经验，可以从汤液经法图得到印证。

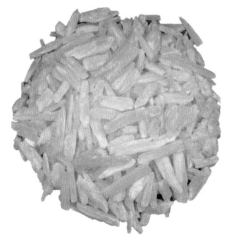

图10-2　生石膏

　　石膏是白虎汤君药，功效是清热泻火、生津止渴。从五味补泻角度看，应属于酸味药。从汤液经法图角度看，酸味药具有三方面的功效作用，一是补肺，可用于肺虚证；二是泻肝，可用于肝实证；三是收心，可用于心虚证或心实证。

　　口燥咽干是肺虚证，对应的是酸味药石膏清热生津的作用。胸胁痛、少腹痛是肝实证，芍药甘草汤治疗的就是肝实证。胡老将石膏用于肌腹挛缩坚痛，正是酸味药泻肝，用于肝实证的表现；同理，石膏用于心烦，正是酸味药收心，用于心病的表现。因此，胡老所说的石膏"解凝"之效，从汤液经法图角度看，作为酸味药的石膏，在补肺清热生津之外，具有泻肝和收心功效作用的体现。

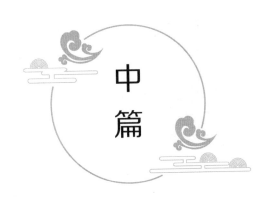

中 篇

《辅行诀》的证与方

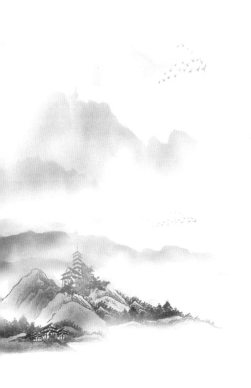

肝木虚实病证的临床表现

从本讲开始，我们详细讲解《辅行诀》中的证与方，即五脏虚实病证与五脏大小补泻汤、二旦四神汤、救五脏诸劳损病方等。

组方是为了治病，有病然后才有方。我们今天以肝木疾病为例，看五脏虚实病证的临床表现及其中的关键症状。讲解参考的《辅行诀》底本是 1965 年的范志良抄本。

在《辅行诀》中，有两部分内容记载了五脏虚实病证的临床表现。第一部分内容，是各脏腑大小补泻汤之前的五脏病证记载。

在《辨肝脏病证文并方》一节记载："肝虚则恐，实则怒。肝病者，必两胁下痛，痛引少腹。虚则䀮䀮无所见，耳无所闻，心憺憺然如人将捕之。气逆则耳聋，颊肿。治之取厥阴、少阳血者。邪在肝，则两胁中痛，寒中；恶血在内，则胻善瘛，节时肿。取之行间以引胁下，补三里以温胃中，取耳间青脉，以去其瘛。"在这一段话中，比较详细地记载了肝木虚实病证的临床表现，如肝木虚证，应该有恐惧的表现，恐惧到"心憺憺然如人将捕之"的程度，就是忐忑不安，好像有人要来抓他。除了恐惧，还有眼睛的问题，目视不明。或肝木实证，应该有愤怒、易怒的表现。在这段肝木疾病的病理记载中，并不是把所有的症状都依据虚证和实证进行了分类，还有一些症状表现，并没有明确是肝木虚证还是肝木实证，如"肝病者，必两胁下痛，痛引少腹"。再如"恶血在内，则胻善瘛，节时肿"，只是说明恶血停留在肝木的病证，会有小腿抽筋、关节肿胀的表现。

依据这段记载，我们可以把肝木病证的临床表现整理如下（表11-1）。

表11-1　肝木病证的临床表现（一）

虚　证	实　证	虚实证不确定
● 恐，心惕惕然如人将捕之 ● 目䀮䀮无所见 ● 耳无所闻	● 怒	● 两胁下痛，痛引少腹 ● 耳聋，颊肿 ● 腑善瘛，节时肿

仔细分析一下，我们可以发现，肝木病证的症状表现，基本上符合肝木的五行配属关系。例如，肝开窍于目，故眼部疾病属于肝木；肝在体为筋，故抽筋、痉挛性疼痛疾病属于肝木；肝在志为怒，故易怒的情绪治疗属于肝木。但也有不符合肝木五行配属关系之处，如肾开窍于耳，耳聋和耳无所闻的症状，应该归属于肾；肾在志为恐，恐惧的情绪治疗也应该归属于肾。

出现这种情况的原因，可能是传抄讹误和后人增补，等我们把五脏虚实病证分析之后，可以进一步优化。当然，也可能是因为同一个脏腑的虚实病证，本就可以对应不同的情绪反应，就像是同一个脏腑的虚实病证对应着不同的治疗药味。

第二部分内容，是五脏大小补泻汤的适应证。

例如，小补肝汤的适应证为"心中恐疑，时多噩梦，气上冲心，越汗出，头目眩晕者"，是肝虚证的临床表现，准确地说，是小补肝汤所治疗的肝虚证临床表现。大补肝汤的适应证为"其人恐惧不安，气自少腹上冲咽，呃声不止，头目苦眩，不能坐起，汗出，心悸，干呕不能食，脉弱而结者"，也是肝虚证的临床表现，准确地说，是大补肝汤所治疗的肝虚证临床表现。

为了区分，我们将小补肝汤的适应证，称为小补肝汤证；大补肝汤的适应证，称为大补肝汤证。这是两类不同的肝虚证。

从症状表现上看，小补肝汤证与大补肝汤证既有相同，也有不同。相同的内容包括恐惧的情绪表现、气上冲心、汗出和头目眩晕；不同的内容是大补肝汤证出现了心悸、干呕和脉弱而结。换句话说，大补肝汤证包含了小补肝汤证，是在小补肝汤证基础上合并有其他病证而成，合并的是心悸，即心火病证。因此，大补肝汤证并不是单纯的肝木虚证，而是在肝木虚证基础上合并的心火病证，简单说，就是肝病及心。这一点通过大补肝汤和小补肝汤的组方分析，同样可以看出来。因此，我们在讨论肝木疾病的临床表现时，需更多地参考小补肝汤证的表现，而对大补肝汤证，我们就要有所选择，尽可能选择与小补肝汤证相同的症状表现。根据这个思路，我们把小补肝汤证的临床表现补充在表 11-1 里的虚证项下，即表 11-2。

表 11-2　肝木病证的临床表现（二）

虚　证	实　证	虚实证不确定
• 恐，心憺憺然如人将捕之；心中恐疑，时多噩梦；其人恐惧不安 • 目眈眈无所见 • 耳无所闻 • 气上冲心；气自少腹上冲咽，呃声不止 • 汗出 • 头目眩晕；头目苦眩，不能坐起	• 怒	• 两胁下痛，痛引少腹 • 耳聋，颊肿 • 胻善瘛，节时肿

理解小补肝汤证和大补肝汤证后，再分析小泻肝汤证和大泻肝汤证。其实，与大小补肝汤证的情况类似，大泻肝汤证也包含了小

泻肝汤证，是在小泻肝汤证基础上，合并了其他病证而成的。

小泻肝汤的适应证为"两胁下痛，痛引少腹迫急，当有干呕者"，就是小泻肝汤证。大泻肝汤的适应证为"头痛目赤，多恚怒，胁下支满而痛，痛连少腹迫急无奈"，也就是大泻肝汤证。

由此可见，小泻肝汤证与大泻肝汤证共有的"胁下痛""少腹迫急"，应该是肝实证的临床表现之一。小泻肝汤证独有的"干呕"，暂时也算作肝实证的表现。不过，从肝开窍于目，肝在志为怒，足厥阴肝经上行头目的角度看，大泻肝汤证独有的"头痛目赤""多恚怒"，也是肝实证的典型表现。

根据这个思路，我们也把肝实证的临床表现，补充在表 11-1 里的实证项下。于是，肝木病证的临床表现如下（表 11-3）。

表 11-3　肝木病证的临床表现（三）

虚　证	实　证	虚实证不确定
• 恐，心憺憺然如人将捕之；心中恐疑，时多噩梦；其人恐惧不安 • 目䀮䀮无所见 • 耳无所闻 • 气上冲心；气自少腹上冲咽，呃声不止 • 汗出 • 头目眩晕；头目苦眩，不能坐起	• 怒；多恚怒 • 胁下痛，痛引少腹迫急；胁下支满而痛 • 头痛 • 目赤 • 干呕	• 两胁下痛，痛引少腹 • 耳聋，颊肿 • 胕善瘛，节时肿

大家可以看到，当小泻肝汤证和大泻肝汤证的临床表现引入之后，出现了一个新的情况。在《辨肝脏病证文并方》的肝木疾病描述中，没有指明虚实类型的"两胁下痛，痛引少腹"的症状表现，其实是小泻肝汤证和大泻肝汤证的典型表现，或者说很可能是肝实证的典型表现。同时，考虑小腿抽筋疼痛、关节筋脉肿胀的症状，

与少腹拘挛疼痛的症状，似乎都属于筋脉拘挛不舒症状，将其定位为肝实证的表现。另外，将耳聋、颊肿等不符合肝木五行配属的症状暂时舍去，以便初学者更好地学习理解。有增有减，调换顺序，即形成了表 11-4。

表 11-4　肝木病证的临床表现（四）

虚　证	实　证
<ul><li>恐，心憺憺然如人将捕之；心中恐疑，时多噩梦；其人恐惧不安</li><li>目眈眈无所见</li><li>头目眩晕；头目苦眩，不能坐起</li><li>气上冲心；气自少腹上冲咽，呃声不止</li><li>汗出</li></ul>	<ul><li>怒；多恚怒</li><li>目赤</li><li>头痛</li><li>胁下痛，痛引少腹迫急；胁下支满而痛</li><li>干呕</li><li>胻善瘈，节时肿</li></ul>

表 11-4 是我们根据《辅行诀》的内容，归纳总结得到的肝木虚实病证临床表现，也是便于初学者理解的一张表。通过这张表，我们可以清晰地看到，肝木病证的临床表现与肝木五行配属和经络循行有关，方便我们记忆；且肝木虚证和肝木实证的临床表现大体不同，也方便我们区分。

根据《辅行诀》的内容，我们梳理了肝虚证和肝实证的典型临床表现。肝虚证的典型症状包括恐疑、目视不清、头晕目眩、气上冲心和汗出，以后遇到以这些症状表现为主的患者，先要考虑肝虚证的可能性。肝实证的典型症状包括易怒、目赤、头痛、胁下痛、少腹痛、干呕、小腿抽筋和关节肿胀，以后遇到以这些症状表现为主的患者，先要考虑肝实证的可能性。我们具体讲大小补泻肝汤。

大小补泻肝汤，不是一个方剂，而是四个方剂，分别是小补肝汤、小泻肝汤、大补肝汤和大泻肝汤。四个方合在一起的简称，就是大小补泻肝汤，或者称肝木大小补泻汤。关于这四首方剂，我们希望大家能够掌握以下内容。

第一，方剂补泻。

从补泻角度看，四首方剂都是补泻兼施的结构，只不过，补汤以补为主，泻汤以泻为主。这一点，可能是学习五脏大小补泻汤最重要的一个思维。

前文讲过，《辅行诀》记载的肝木疾病治疗原则，是以辛味补肝，以酸味泻肝。因此，治疗肝木虚证，应用辛味药；治疗肝木实证，应用酸味药。但在小补肝汤里，除了辛味药，还要用酸味药。肝虚证要用补肝之味，为什么还要用泻肝之味呢？越泻不是越虚吗？这个问题，是我们在刚开始讲解《辅行诀》和汤液经法图的时候，碰到最多的一个问题。

关于这个问题的答案，其实也很简单。小补肝汤虽然叫作"补肝"，但其所治疗的病证，并不是单纯的肝虚证，而是以虚为主、虚实夹杂的肝虚证。这样，我们就能很好地解释组方配伍的原理了，或在本体－功用哲学范畴下，也能解释。补味补的是功用，泻味补的是本体，若想气机运动不停歇，就需要一边补功用，一边补本体。关于体用哲学，具体回顾第四讲。

第二，方剂的具体配伍结构。

先看小补肝汤和小泻肝汤。小补肝汤，由桂枝三两、干姜三两、五味子三两和大枣十二枚组成。其中，桂枝和干姜是辛味药，五味子是酸味药，大枣是甘味药，恰好构成了"辛－酸－甘"的配伍结构，药味数目配比为辛：酸：甘＝2：1：1。小泻肝汤，由枳实三两、芍药三两和生姜三两组成。其中，枳实和芍药是酸味药，生姜是辛味药，恰好构成了"酸－辛"的配伍结构，药味数目配比为，酸：辛＝2：1。从用量上看，小补肝汤和小泻肝汤的组方用药，除去大枣以枚计数，其余辛味药和酸味药的用量，均为三两，是等量配伍。换句话说，在小补肝汤和小泻肝汤中，药味数目的配比，基本上就是不同药味在全方中的药效作用比例。

再看大补肝汤和大泻肝汤。大补肝汤，由桂枝三两、干姜三两、五味子三两、大枣十二枚、旋覆花一两、代赭石一两和竹叶一两组成。其中，桂枝和干姜是辛味药，五味子是酸味药，大枣是甘味药，旋覆花和代赭石是咸味药，竹叶是苦味药。大补肝汤是一个五味俱全的配伍结构，药味数目配比为辛：酸：甘：咸：苦＝2：1：1：2：1。大泻肝汤，由枳实三两、芍药三两、生姜三两、黄芩一两、大黄一两和甘草一两组成。其中，枳实和芍药是酸味药，生姜是辛味药，黄芩是苦味药，大黄是咸味药，甘草是甘味药。大泻肝汤也是一个五味俱全的配伍结构，药味数目配比为酸∶辛∶苦∶甘∶咸 =2∶1∶1∶1∶1。

从组方上看，大补肝汤是在小补肝汤基础上，增加旋覆花、代赭石和竹叶而成的；大泻肝汤是在小泻肝汤的基础上，增加黄芩、大黄和甘草而成的。从用量上看，大补肝汤和大泻肝汤方中不同药味中药的用量不一样，增加的这些中药用量比较小。大补肝汤中原有小补肝汤的用药，除大枣以枚计数外，其余桂枝、干姜和五味子均为三两。而大补肝汤中增加的旋覆花、代赭石和竹叶，均为一两。也就是说，大补肝汤的组方分为小补肝汤原方和新增药物两部分，新增药物用量为原方药物用量的1/3。同样，大泻肝汤也满足这样的规律。

我们做一个简单的加权计算，在五味俱全的大补肝汤中，各个药味的用药数目配比为辛∶酸∶甘∶咸∶苦 =2∶1∶1∶2∶1。在此基础上，再考虑三两（辛味药和酸味药）与一两（咸味药和苦味药）的用量差异，并将十二枚大枣也暂记为三两，则各个药味的药效作用比例大致为辛∶酸∶甘∶咸∶苦 =6∶3∶3∶2∶1。

由此可见，在大补肝汤中，依然是以辛味补肝的作用为最大占比。同样，在大泻肝汤中，加权计算后的各个药味的药效作用比例大致为酸∶辛∶苦∶甘∶咸 =6∶3∶1∶1∶1，以酸味泻肝的作用为最大占比。

第三，煎服方法。

在《辅行诀》中，对于小补肝汤、小泻肝汤、大补肝汤和大泻肝汤，记载有不同的煎服方法。小补肝汤由 4 味药组成，煎服方法为"上四味，以水八升，煮取三升，温服一升，日三服"。小泻肝汤由 3 味药组成，煎服方法为"上三味，以清浆水三升，煮取一升，顿服之。不瘥，即重作服之"。大补肝汤由 7 味药组成，煎服方法为"上七味，以水一斗，煮取四升，温服一升，日三夜一服"。大泻肝汤由 6 味药组成，煎服方法为"上六味，以水五升，煮取二升，分温再服"。仔细分析可知，大小补泻肝汤的煎取方法，是有一定规律的。若药味数多，则加水也多。在这 4 首方剂中，大补肝汤由 7 味药组成，组方用药最多，则煎煮加水也最多，为一斗即十升。小泻肝汤由 3 味药组成，组方用药最少，则煎煮加水也最少，只有三升。

也许有人会说，小补肝汤只有 4 味药，为什么它的煎煮加水量是八升，比由 6 味药组成的大泻肝汤的五升还多呢？其实，想想就知道，加水量是与用药量相关的，小补肝汤的 4 味药，除大枣以枚计数外，其余均为三两，用量大；而大泻肝汤虽然由 6 味药组成，但只有 3 味药用到了三两，其余都是一两。大泻肝汤的用药总量并不是绝对的多，两者可能是不分伯仲的。

当然，可能还有其他影响因素。我们发现，大小补泻肝汤的服药方法不一样，而煎取方法是直接服务于服药方法的，与服药方法相对应。

小补肝汤的服药方法是"日三服"，每日 3 次，最后煎取的是三升。小泻肝汤的服药方法是"顿服"，仅服 1 次，最后煎取的是一升。大补肝汤的服药方法是"日三夜一服"，每日 4 次，白天 3 次加夜里 1 次，最后煎取的是四升。而大泻肝汤的服药方法是"再服"，每日 2 次，最后煎取的是二升。

也就是说，在处方用量确定之后，煎取方法是随着服药方法变化的，目的是在一个自然日周期内，将这些药量一次性煎煮并均分服用。大小补肝汤的服用次数宜多，为 3～4 次。大小泻肝汤的服用次数宜少，为 1～2 次。

一般来看，急性病证的治疗宜快，用药量大，或者说确定总量后，服用次数宜少；而慢性病证的治疗宜缓，用药量小，或者说确定总量后，服用次数宜多。

小泻肝汤虽然由 3 味药组成，但按照单次服药量计算，这些药量的水煎液是一次全部服用进去的。小补肝汤的用药为 4 味，比小泻肝汤多了 12 枚大枣，按照单次服药量计算，这些药量的水煎液是分为 3 次服用的。从单次用药量看，小泻肝汤比小补肝汤要大得多，接近 3 倍了。这也说明，大小泻肝汤证往往都是一些急性病证。

如果把加水量和煎取量联系起来看，还有一个规律。只不过，补汤有补汤的规律，泻汤有泻汤的规律。即补汤煎取量 ×2+2= 加水量；泻汤煎取量 ×2+1= 加水量。

小补肝汤最终煎取三升，开始的加水量是 $3 \times 2+2=8$，为八升。大补肝汤最终煎取四升，开始的加水量是 $4 \times 2+2=10$，为十升，也就是一斗。小泻肝汤最终煎取一升，开始的加水量是 $1 \times 2+1=3$，为三升。大泻肝汤最终煎取二升，开始的加水量是 $2 \times 2+1=5$，为五升。这说明《辅行诀》所展现出来的汤液经法体系，处处都有章法，逻辑关系严谨。

第四，加减变化。

在《辅行诀》中，只有小补肝汤有加减，小泻肝汤、大补肝汤和大泻肝汤均没有加减。究其原因，我们不得而知，可能这部分内容并不是陶弘景的原文，而是陶弘景的弟子或者《辅行诀》传承者根据自己的临床经验而增加上去的。

当我们讲完前面的组方配伍结构和煎服方法后，就会发现《辅行诀》所传承保留下来的汤液经法体系，是一个非常有规矩、条理很严谨的辨证论治理论。不管是用几味药，还是用量配比，或是煎煮加水量，或是服药方法，都是很讲究的，是有数理逻辑的。一首方剂的加减，不仅是加药和减药那么简单，而是要调整很多相关联的内容。但在小补肝汤的加减法中，我们没有看到这种调整，在加减的药味中还出现了苦味药白术，这本身就与以辛味、酸味和甘味配伍组方治疗肝木本脏疾病的思路不符。因此，我们也建议大家，谨慎地对待这个组方加减的内容。组方加减自有其目的，加减以后也自会形成新的配伍结构与功效特点。

虚则补其母，还是补其子

　　很多刚开始阅读《辅行诀》的朋友会有这样的疑问，为什么补肝要有小补肝汤和大补肝汤两种呢？为什么泻肝也要有小泻肝汤和大泻肝汤两种呢？粗浅些的理解，不同的肝虚证有不同的表现，既有以气上冲心为主的表现，也有以心悸为主的表现。小补肝汤，适用于以气上冲心为主的肝虚证，大补肝汤，适用于以心悸为主的肝虚证。

　　这样理解不能算错。但是，不够深入，还有一些问题。心悸，是大补肝汤不同于小补肝汤的指标性症状，其实不是肝木的病证，而是心火的病证。由此，可以引申出大补肝汤与小补肝汤的真正区别，即大补肝汤所治疗的并不是单纯定位在肝木的肝虚证，而是已经进展到心火出现问题的肝虚证。准确地说，循着母病及子的思路，单纯的肝木疾病进展为肝木合并心火的脏腑共病。这一点，我们在第十一讲中归纳肝木虚实病证时谈到了，正因如此，我们并没有把大补肝汤证的心悸和干呕归纳为肝木的虚实病证。

　　这一点，我们可以通过大补肝汤和大泻肝汤的组方看出来。在第十二讲中从组方上看，大补肝汤是在小补肝汤基础上增加旋覆花、代赭石和竹叶而成的，大泻肝汤是在小泻肝汤的基础上增加黄芩、大黄和甘草而成的。原方各药用量都是三两，这些新增药物的用量都是一两。也就是说，这些新增药物，不是主要治疗药物，而是次要治疗药物。

从二十五味药精的角度看，大补肝汤里的旋覆花是咸味药，降气消痰，代赭石是咸味药，重镇降逆，而竹叶是苦味药，清热除烦。大补肝汤的药味增减思路，其实是在小补肝汤"二辛一酸一甘"的基础上，增加了"二咸一苦"。根据汤液经法体系，咸味补心，苦味泻心，酸味收心。因此，"二咸一苦"的组方结构，可以认为是以补心为主、补中有泻的功效作用。也就是说，大补肝汤在小补肝汤"二辛一酸一甘"补肝结构的基础上，增加了"二咸一苦"的补心结构，以实现肝心同补，以补心帮助补肝的治疗思路。从适应证角度看，增加的旋覆花、代赭石和竹叶，是为了解决大补肝汤证多出来的心悸、干呕不能食和脉弱而结的情况。药证相应，严丝合缝。

在上篇中，我们给大家介绍过一幅汤液经法图。应用这幅图，可以直观展现小补肝汤和大补肝汤的组方思路和区别（图13-1）。

据图分析，小补肝汤治疗局限在肝木区域，而大补肝汤则延展到心火区域。

同理，我们分析小泻肝汤和大泻肝汤的组方思路。结果是，小泻肝汤的"二酸一辛"结构，是一个泻肝的组方结构。大泻肝汤在小泻肝汤基础上，增加了苦味药黄芩、甘味药甘草和咸味药大黄。依据汤液经法体系，苦味补肾，甘味泻肾，咸味润肾，大泻肝汤的苦味药、甘味药和咸味药，恰好就是肾水疾病的治疗药味。增加这些药的目的，是解决大泻肝汤证的头痛、目赤和多恚怒。

从功效上看，苦味药黄芩清热解毒，咸味药大黄清热凉血，甘味药甘草缓急止痛，的确具有清热和止痛的作用，对于热证上扰导致的头痛和目赤，是有治疗效果的。这也是严丝合缝的药证对应。但是，大补肝汤里增加的旋覆花、代赭石和竹叶，可以形成很明显

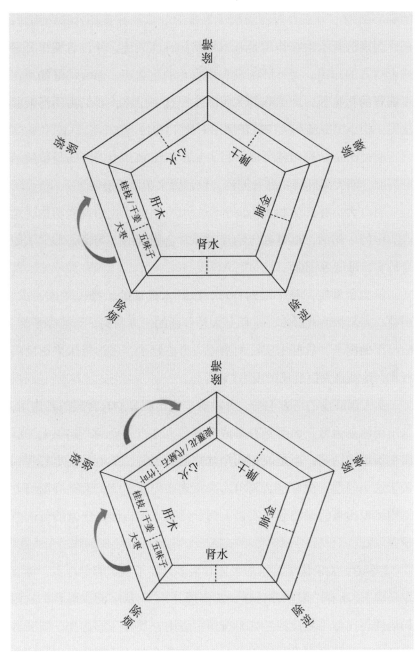

图 13-1　小补肝汤和大补肝汤的汤液经法图解

的补心结构。由于大泻肝汤用了等量的苦味药补肾和甘味药泻肾，最终表现的肾水治疗作用是基本均衡的补泻兼施，并没有突出补肾或者泻肾的作用。大补肝汤没有用收心的化味药，而大泻肝汤里用了润肾的化味药，即咸味药大黄。按照这个思路，我们再用汤液经法图，将小泻肝汤和大泻肝汤展示对比（图13-2）。

通过图示，我们就可以一目了然地看出来，小泻肝汤是单纯治肝泻肝，而大泻肝汤是肝肾同治，以治肾来帮助泻肝。

明白大小补肝汤和大小泻肝汤的组方结构，我们就能明白《难经》中的一句话，也是临床治疗时经常会用到的一句话，即"子能令母实，母能令子虚"。

子能令母实，补子以助补母，故肝木虚证的治疗应考虑心火，用补心火来帮助补肝木，这就是大补肝汤的组方结构。母能令子虚，治母以助泻子，故肝木实证的治疗应考虑肾水，用治肾水来帮助泻肝木，这就是大泻肝汤的组方结构。

从大泻肝汤的组方上看，并没有表现出明显的补肾或泻肾作用，这里用的是治肾，而不是补肾或泻肾。也许有人会问，如果大泻肝汤里不用咸味药，而是改用两个甘味药去泻肾，是不是会更好呢？关于这个问题，没有这么简单，大家现在先要理解，大补肝汤组方结构体现出来的子能令母实，大泻肝汤组方结构体现出来的母能令子虚。

《难经》关于母子关系的表述有很多，除了"子能令母实，母能令子虚"，还有"虚则补其母，实则泻其子"。从字面意思看，这两句话的表达似乎是反的。如果按照"虚则补其母"的含义，则肝木虚证应该补肝木之母，也就是肾水；如果按照"子能令母实"的含义，则肝木虚证应该补肝木之子，也就是心火。

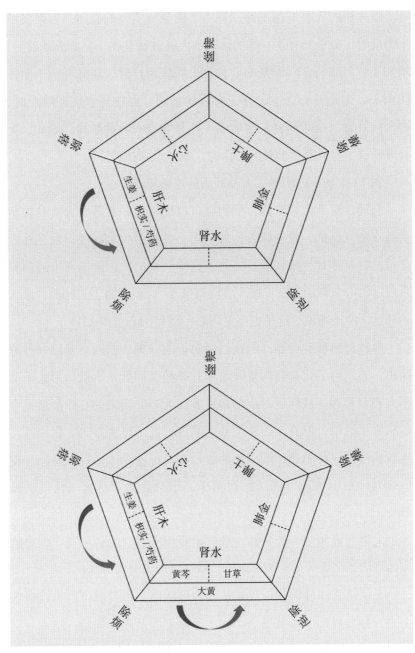

图 13-2　小泻肝汤和大泻肝汤的汤液经法图解

刚才讲的大补肝汤思路，是"子能令母实"的思路，如果换一个角度看，似乎又有不一样的认识。大补肝汤是在小补肝汤基础上，增加了"二咸一苦"而来的。在心火病证治疗时，咸味补心，而苦味泻心，这是补心为主、补中有泻的结构。而在肾水病证治疗时，则苦味补肾，咸味润肾，这形成了补肾兼有润肾的结构。如此，大补肝汤成了以补肾帮助补肝的结构，即"虚则补其母"。

图 13-3 就很好阐释了大补肝汤的这种思路。

同理，对于大泻肝汤，我们也可以把新增的黄芩、大黄和甘草重新安放。例如，黄芩味苦，放在泻心之位。大黄味咸，放在补心之位，甘草味甘，放在缓肝之位。这样一来，大泻肝汤新增的药味是通过治心来帮助泻肝，即"实则泻其子"。但是由于苦味药与咸味药等量，准确地说，这里也不是泻心，而是治心（图 13-4）。

两种思路都有可能，但我们倾向于前一种，原因在于后一种思路中，连用两个化味药润肾及新增甘味药又回肝木本脏的形式，都不太符合常理。从药证对应的角度看，大补肝汤证的心悸虽然也可以从肾水论治，但直接归属于心火病证，岂不是更好吗？我们其实比较认可前一种思路，即"子能令母实，母能令子虚"的思路，在后续其他脏腑大小补泻汤的讲解中，也会侧重于从这个角度进行分析。

大泻肝汤用"一苦一甘一咸"治肾而不用"二甘一苦"泻肾的原因可能是任意的母子两脏同治，就可以覆盖全部五味。。

无论从五味补泻理论还是从汤液经法图，我们都可以直观地看出来，只要病因上涉及母子同病，治疗上涉及母子同治，组方一定是五味俱全的。

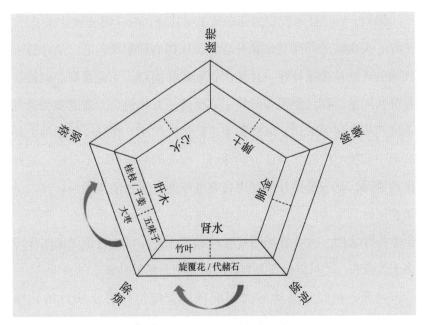

图 13-3　大补肝汤的另一种思路

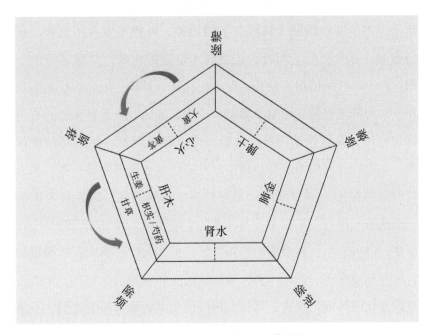

图 13-4　大泻肝汤的另一种思路

　　例如，治疗肝木疾病的药味是辛味补肝、酸味泻肝和甘味缓肝，治疗心火疾病的药味是咸味补心、苦味泻心和酸味收心，治疗肾水疾病的药味是苦味补肾、甘味泻肾和咸味润肾。无论是肝心同治还是肝肾同治，都已经覆盖五味了。既然是五味俱全，就需要控制好不同药味之间的配比，以免影响主要治疗作用。在肝心同治的大补肝汤中安排治疗心火病证的药味时，收心的酸味可以不安排。这样做的原因，其一是小补肝汤中已有酸味药，无须重复用药；其二是酸味同时具有泻肝的作用，酸味药越多，泻肝的作用越强，不利于全方补肝之用。大补肝汤用咸味药和苦味药即可，且要保证咸味药多于苦味药，才可以保证具有补心的作用，帮助补肝。

　　同理，在肝肾共治的大泻肝汤中安排治疗肾水病证的药味时，由于小泻肝汤只用了酸味药和辛味药，苦味、甘味和咸味都可以安排。安排的思路，其一是要用甘味药泻肾，这就是甘草。甘味药用多少呢？按照《辅行诀》的思路，可能是宜少不宜多。我们推测，甘味药除了泻肾，还是肝木治疗的化味，具有缓肝的作用。而小泻肝汤的组方结构，是不用化味、甘味，以此治疗急症状态。大泻肝汤也是延续这个思路，少用甘味药。毕竟甘味还具有泻肾的作用，能够帮助泻肝。这是一个跷跷板问题，两边都需要权衡。如果肝肾同病的实际病情中，肾实证的表现更明显一些，那么我们适当多用一些甘味药，如将甘草增加到二两，或者是再配伍一两茯苓、滑石、车前子等甘味药。《辅行诀》的组方思路是一种思路，但可能不代表全部的思路。其二是在大泻肝汤中安排等量的苦味药和咸味药。这样一来，既能将苦味和咸味引入组方，又能通过咸苦化酸的配伍化合，增强大泻肝汤全方的酸味泻肝之用，不是非常好吗？如果不用咸味药，就不会有这种化合作用，不能增强大泻肝汤的酸味之用。我们不能因为苦味和咸味能够配伍化合，就大量使用。大泻肝汤的主要定位是治肝，主要功效是泻肝，治肾只是次要的辅助方面，且苦味药用的多，补肾作用也会强，影响甘味泻肾的作用。

这又是一个需要平衡的跷跷板（图 13-5）。

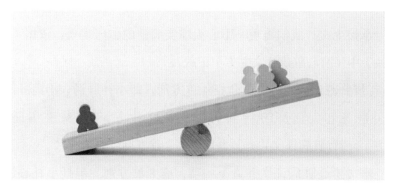

图 13-5　跷跷板与平衡点

泻肾，甘味宜多；甘味是肝木的化味，具有缓肝作用，治疗急症不宜多。苦味与咸味配伍化酸，酸味泻肝，增强大泻肝汤的泻肝之用，苦味和咸味宜多；苦味补肾，会影响甘味泻肾的作用，不宜多。

这味药宜多，那味药又不宜多。平衡到最后，也许就是等量最好，每一药味都有，都是次要辅助的，处方一两就是配伍平衡点。大泻肝汤在小泻肝汤"二酸一辛"的基础上，增加 1/3 用量的"一甘一苦一咸"用药结构，从《辅行诀》的组方思路来看，可能真是一个恰到好处的选择。

第十四讲　心火虚实病证的临床表现

承接上文，我们梳理一下心火虚实病证的临床表现，依据《辅行诀》中《辨心脏病证文并方》记载。

《辨肝脏病证文并方》包括4首方剂，即小补肝汤、小泻肝汤、大补肝汤和大泻肝汤，《辨脾脏病证文并方》《辨肺脏病证文并方》《辨肾脏病证文并方》也是包含4首方剂。

唯《辨心脏病证文并方》一节，有8首方剂。包括小补心汤、小泻心汤、大补心汤、大泻心汤、小补心包汤、小泻心包汤、大补心包汤和大泻心包汤。

在很多抄本中，后面4首心包治疗方，也是以大小补泻心汤来命名的。但是，这样容易混淆，我们建议按照陶弘景的说法，将这8首方剂按照心病和心包病的治疗方命名。由于"诸邪在心者，皆心胞代受"，这8首方剂的适应证都应为心火病证的临床表现。

接下来，我们汇总一下心火病证的虚实证表现。

这一节最开始的病证描述，原文如下："心虚则悲不已，实则笑不休。心病者，心胸内痛，胁下支满，膺背肩胛间痛，两臂内痛。虚则胸腹胁下与腰相引而痛。取其经手少阴、太阳及舌下血者，其变刺郄中血者。邪在心，则病心中痛，善悲，是眩仆，视有余不足而调之。"

我们按照第十一讲的方法，列表归纳为表14-1。

表 14-1 心火病证的临床表现（一）

虚 证	实 证	虚实证不确定
• 悲不已 • 胸腹胁下与腰相引而痛	• 笑不休	• 心胸内痛（心中痛），膺背肩胛间痛，两臂内痛 • 胁下支满 • 善悲，眩仆

由此可见，在这段病证描述中，最多见的临床症状是心中痛，或者称心胸内痛，也就是一种在心胸区域发作的疼痛。当然，这种疼痛还会在膺背肩胛区域和两臂发作。什么是膺？膺是胸部。什么是胛？胛是后背上部与两臂相连的部分。因此，心胸内痛、膺背肩胛间痛和两臂内痛，描述的实际上是一种以心胸痛为主，并向肩背和两臂发散的疼痛。熟悉现代医学心绞痛的朋友们就能看出来，这就是典型的心绞痛，疼痛以心前区为主，同时向肩背部及上肢放射。在这一刻，现代医学的心绞痛，是按照中医心火病证辨治的。

在这一段描述中，有一些值得讨论的内容。例如，悲不已和善悲，应该是同一个情绪症状的不同记载，虽然"善悲"的记载中没有指明虚实，但是从前文"心虚则悲不已"推测，应该也属于心虚证。再如，胁下支满和眩仆，似乎归属于肝木病证。

《辨心脏病证文并方》除了心病，还讲了心包病。在心包病的论述中，同样有一段病证记载，即"心胞气实者，受外邪之动也，则胸胁支满，心中憺憺大动，面赤，目黄，善笑不休；虚则血气少，善悲，久不已，发癫仆。"

我们把这一段记载，同样标记在心火虚实病证之下，则其临床表现为表 14-2。

表 14-2　心火病证的临床表现（二）

虚　证	实　证	虚实证不确定
• 悲不已；善悲，久不已 • 胸腹胁下与腰相引而痛 • 血气少 • 发癫仆	• 笑不休；喜笑不休 • 胸胁支满；胁下支满 • 心中憺憺大动 • 面赤 • 目黄	• 心胸内痛（心中痛），膺背肩胛间痛，两臂内痛 • 眩仆

　　我们列出 4 首大小补泻心汤和 4 首大小补泻心包汤的适应证，作为心火虚实病证表现的第二个资料。

　　在治疗心火病的大小补泻汤中，小补心汤的适应证为"胸痹不得卧，心痛彻背，背痛彻心者"，小泻心汤的适应证为"心中卒急痛，胁下支满，气逆攻膺背肩胛间，不可饮食，食之反笃者"，大补心汤的适应证为"胸痹，心中痞满，气结在胸，时从胁下逆抢心，心痛无奈"，大泻心汤的适应证为"暴得心腹痛，痛如刀刺，欲吐不吐，欲下不下，心中懊憹，胁背胸支满，迫急不可奈者"。

　　在治疗心包病的大小补泻汤中，小补心包汤的适应证为"血气虚少，心中动悸，时悲泣，烦躁，汗出，气噎，脉结者"，小泻心包汤的适应证为"吐血衄血，心中跳动不安者"，大补心包汤的适应证为"心中虚烦，懊憹不安，怔忡如车马惊，饮食无味，干呕，气噎，时或多唾，其人脉结而微者"，大泻心包汤的适应证为"心中怔忡不安，胸膺痞满，口中苦，舌上生疮，面赤如新妆，或吐血衄血，下血者"。

　　我们详细分析一下这些病证。心火病证的最经典临床表现，就是心痛，类似于心绞痛的以心前区疼痛为主，并会向肩胛两臂放射。现在我们看到，在心火本脏病中，小补心汤证里面包含有心痛，原文是"心痛彻背，背痛彻心"；小泻心汤证里面也包含有心痛，原文是"心中卒急痛，胁下支满，气逆攻膺背肩胛间"。也就是说，心火虚证和心火实证，都有心痛的表现（图14-1）。

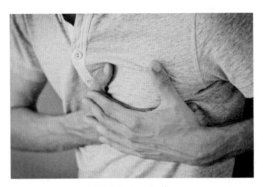

图 14-1　心痛

如果遇到以心痛为主要表现的患者，究竟是定义为虚证还是实证呢？回答这个问题，必须对虚证和实证的心痛进行区分。从文字描述上看，小补心汤证和大补心汤证在心痛的症状之前，都记录了一个中医病名，叫作胸痹，而小泻心汤和大泻心汤恰恰都没有这个病名。因此，胸痹应该是心虚病证的代表性表现。根据《金匮要略》的说法，阳微阴弦即为胸痹，而胸痹有轻有重，时缓时急，轻者短气喘息，胸满痞气，重者心痛彻背，背痛彻心。从治疗上看，也是以温经通阳散结为主。

这些信息说明心虚证的胸痹，并不一定是以心痛为主的急性病证，而是一个以阳微阳虚为主的、有轻有重的、时缓时急的，可以表现为短气痞满，也可以表现为胸痛背痛的慢性病证。

而小泻心汤描述的心痛是"心中卒急痛"，大泻心汤描述的心痛是"暴得心腹痛"。卒就是猝，就是仓促和急速。暴就是突然而猛烈。因此，小泻心汤和大泻心汤描述的心痛都是突发的，类似于中医上的真心痛。正如《灵枢·厥病》所说："真心痛，手足清至节，心痛甚。且发夕死，夕发旦死。"这些信息说明心实证的心痛，应该是一个以急性心痛为表现的急性病证，起病急，症状重，预后不好。换句话说，虽然都表现为心痛，但是心虚证的心痛以时缓时急的慢性病证为主，而心实证的心痛以卒然暴得的急性病证为主。这一点，与第十二讲中从大小补泻汤的煎服法推测得到的泻汤主急病、补汤主慢病的结果，是一致的。

明白了这一点，我们就可以将心火本脏病的大小补泻汤证，填在心火虚实病证表现的表格中，并对表格做进一步的优化调整（表14-3）。

表14-3　心火病证的临床表现（三）

虚　证	实　证
• 胸痹（慢性） • 心痛无奈；心痛彻背，背痛彻心者 • 心中痞满，气结在胸，时从胁下逆抢心 • 悲不已；善悲，久不已 • 血气少 • 发癫仆	• 真心痛（急性） • 卒心痛；暴得心腹痛；痛如刀刺；胸腹胁下与腰相引而痛 • 胸胁支满；气逆攻膺背肩胛间；胁背胸支满，迫急不可奈者 • 笑不休；喜笑不休 • 不可饮食，食之反笃者；欲吐不吐，欲下不下 • 心中憺憺大动；心中懊恼 • 面赤 • 目黄

分析治疗心火本脏病的大小补泻心汤后，我们再来说说治疗心包病的大小补泻心包汤。从症状角度看，心包病的大小补泻心包汤证显然更加轻些，主要症状已不再是心痛，而是心悸、心慌。与刚才的情况类似，小补心包汤证有"心中动悸"，小泻心包汤证有"心中跳动不安"，大补心包汤证有"心中虚烦，懊恼不安，怔忡如车马

惊"，大泻心包汤证有"心中怔忡不安"，四者非常相似。我们建议还是按照急性病证和慢性病证理解。慢性病程、时发时缓的心悸心慌或怔忡惊悸，当属心虚证；而急性起病、症状严重的心悸心慌或怔忡惊悸，当属心实证。

大补心包汤证有"噫气"的症状表现，大泻心包汤证则有"胸膺痞满"的症状表现，也是说明在气机运行不畅的气滞表现上，心虚证尚有气机壅塞得通的时候，而心实证则以实打实的气机壅塞满闷为主。

我们再把大小补泻心包汤证的症状加在心火病证的临床表现里，并再次给予优化调整，就可以得到心火病证的临床表现汇总（表14-4），也是心火虚证与心火实证分开的临床表现汇总。有了这张表，就可以掌握心火虚实病证的表现，也可以在临床上用于诊断。

表 14-4 心火病证的临床表现（四）

虚 证	实 证
<ul><li>胸痹（慢性）</li><li>心痛无奈；心痛彻背，背痛彻心者</li><li>心悸惊悸（慢性）</li><li>心中痞满，气结在胸，时从胁下逆抢心</li><li>心中虚烦；烦躁</li><li>悲不已；善悲，久不已；时悲泣</li><li>饮食无味，干呕，时或多唾</li><li>血气少</li><li>发癫仆</li><li>气噫</li></ul>	<ul><li>真心痛（急性）</li><li>卒心痛；暴得心腹痛；痛如刀刺；胸腹胁下与腰相引而痛</li><li>心慌怔忡不安（急性）</li><li>胸胁支满；胁背胸支满，迫急不可奈者；胸膺痞满</li><li>心中懊憹；心中憺憺大动</li><li>笑不休；喜笑不休</li><li>不可饮食，食之反笃者；欲吐不吐，欲下不下</li><li>吐血，衄血，下血</li><li>面赤；面赤如新妆</li><li>目黄</li><li>舌上生疮，口中苦</li></ul>

理论上看，心主火热，心火疾病的虚证，应该是火不足，以阳虚阳微为主，是需要温经通阳的胸痹。而心火疾病的实证，应该是火太过，以血瘀暴痛为主，是需要凉血止血的血热妄行。这就是心火疾病的虚实与寒热的关系。大道至简，阴阳五行是大法和总纲，而寒热虚实自在其中。

咸能补心，苦甘化咸
亦能补心

前文讲到心火虚实病证的临床表现，讲述了胸痹、卒心痛、心悸怔忡、噫气、胸胁痞满、血气少、吐血衄血，这些都是心火虚实病证的典型表现。这些症状基本上是大小补泻心汤和大小补泻心包汤的适应证。现在我们就来看看，这些方剂的组方用药特点。

回顾一下治疗心火病证的药味。依据汤液经法图，心火病证的治疗药味是咸味补心，苦味泻心，酸味收心。换句话说，咸味补心用于心虚证，苦味泻心用于心实证，酸味收心，既可用于心虚证也可以用于心实证。咸味、苦味和酸味，是本文我们需要重点关注的药味。

在讲到大小补泻肝汤时，我们说，无论是从药味数目、药量配比还是煎服法，大小补泻肝汤的组方可谓是极其讲究，甚有章法。

从治疗药味的选择上看，辛味补肝、酸味泻肝、甘味缓肝，小补肝汤选了2个辛味药补肝，1个酸味药泻肝和1个甘味药缓肝，辛酸甘药味数目配比为2：1：1。小泻肝汤选了2个酸味药泻肝和1个辛味药补肝，酸辛甘药味数目配比为2：1：0。大补肝汤在小补肝汤基础上增加了治子的2个咸味药和1个苦味药。大泻肝汤是在小泻肝汤基础上增加了治母的1个苦味药、1个甘味药和1个咸味药。那么，这种严谨的选药思路和配伍定式，是否同样适用于大小补泻心汤呢？我们逐一分析。注意，我们这里看的只是药味选择，至于用量配比和煎取法等其他细节，后文再讨论。

第一个，小补心汤。

在《辅行诀》1965年的范志良抄本中，小补心汤的组方是瓜蒌一枚、薤白八两和半夏半升。如果按照小补肝汤2：1：1的组方结构，小补心汤也应由4味中药组成，其中2个咸味药，1个苦味药和1个酸味药。但是实际上，小补心汤由3味药组成，且按照现行《中国药典》记载的药味，瓜蒌是甘、微苦味，薤白（图15-1）是辛、苦味，半夏是辛味，方中没有一个咸味药。因此，小补心汤的组方配伍结构，不符合小补肝汤的选药定式。

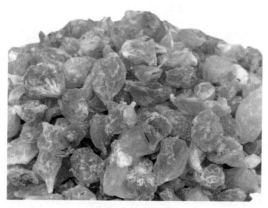

图 15-1　薤白

第二个，小泻心汤。

小泻心汤的组方是龙胆草三两、栀子三两和戎盐三枚，由3味中药组成，其中龙胆草味苦，栀子味苦，戎盐味咸，这样一来就恰好组成了"二苦一咸"的组方结构，符合2：1：0的补泻药味数目配比。因此，小泻心汤的组方配伍结构符合定式。

第三个，大补心汤。

之前讲过，大补肝汤是在小补肝汤4味药的基础上，增加了

3味治心火的药，其中补心的咸味药2个，泻心的苦味药1个。大补心汤，也是在小补心汤的基础上加减而成的。只不过，小补心汤是3味药，大补心汤在此基础上增加了枳实、厚朴、桂枝和生姜4味药。根据"子能令母实"的配伍规律，大补心汤应该增加治脾土的药，且以甘味补脾为主，以辛味泻脾为辅。但是，大补心汤增加的4味药，没有一个是甘味药，而辛味药有桂枝和生姜2个。从这些角度来看，大补心汤与大补肝汤不同，其配伍结构也是不符合定式的。

第四个，大泻心汤。

大泻心汤是在小泻心汤3味药基础上，增加了苦参、升麻和豉而成的。其中，苦参是苦味药，升麻是辛味药，豉是酸味药。根据"母能令子虚"的配伍规律，大泻心汤应增加治肝的药味，即辛味、酸味和甘味。由此可知，大泻心汤的配伍结构也不完全符合定式，其中，辛味的升麻和酸味的豉分别是补肝和泻肝的中药，但苦参却是苦味而非甘味，不能入肝治肝。

另一些抄本中，大泻心汤的苦参换成了通草，通草以甘味为主，这样一来就符合配伍定式了。

第五个，小补心包汤。

小补心包汤以代赭石、旋覆花、竹叶和豉成方，其中代赭石和旋覆花为咸味药，竹叶为苦味药，豉为酸味药，全方配伍结构为"二咸一苦一酸"，与小补肝汤的配伍结构类似，符合配伍定式。

第六个，小泻心包汤。

小泻心包汤以黄芩、黄连和大黄成方，其中黄芩和黄连为苦味药，大黄为咸味药，全方配伍结构为"二苦一咸"，与小泻肝汤的配伍结构类似，符合配伍定式。

第七个，大补心包汤。

大补心包汤在小补心包汤基础上，增加了人参、甘草和干姜。其中，人参和甘草味甘补脾，干姜味辛泻脾，新增药味的配伍结构为"二甘一辛"的补脾结构，符合"子能令母实"的组方思路，与大补肝汤的配伍结构类似，符合配伍定式。

第八个，大泻心包汤。

大泻心包汤在小泻心包汤基础上，增加了芍药、干姜和甘草。其中，干姜味辛补肝，芍药味酸泻肝，甘草味甘缓肝，新增药味的配伍结构为"一辛一酸一甘"的治肝结构，符合"母能令子虚"的组方思路，与大泻肝汤的配伍结构类似，符合配伍定式。

由此可见，在《辨心脏病证文并方》这一节的 8 首方剂中，只有治疗心包病的 4 首大小补泻心包汤和治疗心病的 1 首小泻心汤是严格遵照与大小补泻肝汤相同的思路配伍组方的。其余的 3 首方，均存在或多或少的不符之处。

如果再考虑用量配比和煎取法，则不同之处当更多。例如，大小补泻肝汤均以水煎煮，但小补心汤和大补心汤是以白蒇浆（一种酸浆水）煎煮，小泻心汤和大泻心汤则是以醋煎煮的。又如，大补肝汤新增药味的用量，是小补肝汤原方用量的 1/3。但是，大补心汤新增的药味，用量却更大。因此，学术界一直有一种观点，认为《辅行诀》记载的小补心汤和大补心汤，可能不是出自陶弘景，而是后人整理加上去的。这种观点最强有力的证据之一，就是这几个方子的配伍结构，不符合五脏补泻方的配伍定式。心火和肝木的子母关系见图 15-2。

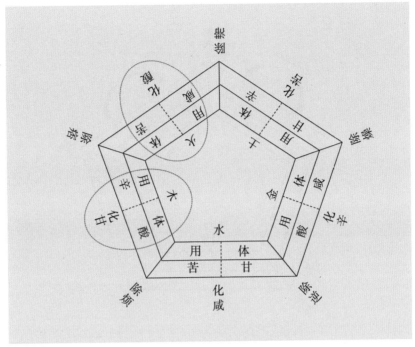

图 15-2　心火和肝木的子母关系

既然不符合配伍定式，那么，小补心汤和大补心汤的组方配伍原理又该怎样解释呢？用配伍之后的化味。

其实，小补心汤是张仲景《金匮要略》的瓜蒌薤白半夏汤（图15-3），大补心汤与《金匮要略》的瓜蒌薤白桂枝汤非常像，两者均可用于胸痹。这两个方子的核心就在于瓜蒌和薤白。

瓜蒌，《中国药典》记载的药味是甘、微苦，其中的主要药味应是甘味，能够清热涤痰、宽胸散结。薤白，《中国药典》记载的药味是辛、苦，其中的主要药味应是苦味，能够通阳散结、行气导滞。有了甘味、苦味，比例均衡的话，就可以通过苦甘化咸，体现咸味补心的治疗作用。

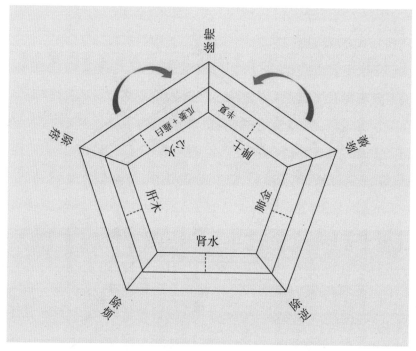

图15-3 瓜蒌薤白半夏汤的汤液经法图解

瓜蒌一枚与薤白八两，是不是比例均衡呢？瓜蒌一枚的重量，需要视瓜蒌大小、干湿情况而定，我查到的实物测量数据，干瓜蒌一枚的重量在40～100克。薤白八两的重量，根据不同的换算方法也不一样，如果按照一两为3克计算，那就是24克；如果按照一两为15克计算，那就是120克。或者认为，薤白的重量在24～120克。

大家可以看看，瓜蒌和薤白的重量区间，其实是基本重合的，相差不大。在现行的《方剂学》教材上，瓜蒌薤白白酒汤中的瓜蒌用15克，薤白用12克；瓜蒌薤白半夏汤中的瓜蒌用15克，薤白用9克，基本上也相差不多。当然，如果直接按照等量等重来组方，应该能达到更为完全的配伍转化。

综上所述，治疗心虚证，可以像小补心包汤一样，直接用咸味药代赭石和旋覆花补心，也可以像瓜蒌薤白半夏汤一样，以苦味药薤白和甘味药瓜蒌，苦甘化咸来补心。用咸味药补心的方法，是很直接的，也很简明，但它不是唯一的补心方法。正所谓，咸能补心，苦甘化咸亦能补心。我们不应拘泥于《辅行诀》五脏大小补泻汤的组方配比思路，而是应该根据病情和药物的实际情况，更加灵活地选药组方。

代赭石和牡丹皮，
谁更像咸味药

前文我们讲了大小补泻心汤和大小补泻心包汤的组方配伍结构。大小补泻心包汤的配伍结构与大小补泻肝汤是一样的，是符合配伍定式的，而大小补心汤，以瓜蒌薤白为主的2首方，不符合配伍定式。

对于符合配伍定式的小补心包汤，组方采用了2个咸味药、1个苦味药和1个酸味药，其中，咸味药是代赭石和旋覆花，苦味药是竹叶，酸味药是豉。这个方子在不同的抄本上，有不一样的选药。有两个不同之处。其一，代赭石换成了牡丹皮。其二，豉换成了山萸肉。

在1965年范志良抄本上，在代赭石后的括号里有一行小字，叫作"一方作牡丹皮，当从"；在豉后的括号里也有一行小字，叫作"一方作山萸肉，当从"，说的就是这个意思。那么，究竟是用代赭石还是牡丹皮呢？究竟是用豉还是山萸肉呢？

首先，我们比较一下代赭石和牡丹皮。

说到比较，也许大家首先想到的是中药的功效，哪味中药更能缓解小补心汤证的症状，我们就选哪味中药。这是我们现在评价一味中药是否该用的常规思路，但不是汤液经法的思路。从汤液经法体系角度看，使用一味中药，应该先考虑其药味，然后再考虑其功效。因此，我们比较代赭石和牡丹皮的思路，也是先比较药味，再比较功效。

　　代赭石和牡丹皮都是现行《中国药典》收录的品种。代赭石在《中国药典》中的记载是一种矿物药，主要成分是赤铁矿。《中国药典》对赭石的药性标注是"苦，寒。归肝、心、肺、胃经"，是一个苦味药。牡丹皮是毛茛科植物牡丹的干燥根皮，是一个植物药。《中国药典》对牡丹皮的药性标注是"苦、辛，微寒。归心、肝、肾经"，是一个苦味和辛味兼具的中药。也许有人会说，这两味药都不是咸味的。这里有必要重复一下中药五味演变史。上篇已经给大家展示了中药的五行分类属性及二十五味药精，就是桂为木中木，姜为木中土的表述方式。我们认为，这种以五行互含分类描述中药药味的方式，可能是五味理论的肇始，是五味理论的源头，是五味理论背后的本质内涵。而在几千年的传承过程中，由于五味理论背后的五行属性越来越淡，五味就成了一个孤立的概念在传承，并且经过历代医家的注解和演绎，使得五味理论偏离了原来的发展道路。这种偏离最典型的表现，一个是造成现有五味分布的不均衡，苦味药和甘味药雄霸天下，而咸味药则少之又少；另一个就是体现在具体中药的药味上，出现了偏差和错误。

　　我们前面讲过的大黄，从汤液经法体系看，就是一个经典的咸味药被记为苦味药的例子。在学习和理解《辅行诀》所载的汤液经法体系时，应该始终注意，汤液经法体系里面的中药药味，可能与现行的记载一致，也可能不一致，我们需要甄别和思考。

　　从汤液经法图角度看，咸味药具有3方面的作用，一是补心，治疗心虚证。心虚证就是慢性的胸痹心痛和心悸惊悸，还有善悲泣、心中虚烦、发癫仆、气噫等症状。二是泻肺，治疗肺实证。肺实证就是咳喘有痰、实热便秘等症状。三是润肾，治疗肾虚或肾实证，我们后面也会讲到。

那么，代赭石和牡丹皮有这种作用吗？

代赭石（图16-1），在《中国药典》中记载的功能主治是"平肝潜阳，重镇降逆，凉血止血。用于眩晕耳鸣，呕吐，噫气，呃逆，喘息，吐血，衄血，崩漏下血"，似

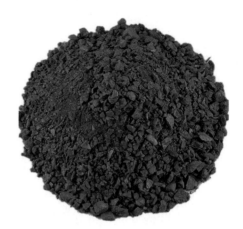

图16-1　代赭石

乎是一个治疗肝木病证的中药。但是，如果我们再看看《中华本草》的记载，就会有不一样的认识。

《中华本草》对代赭石的药性描述是"味苦、甘，性微寒。归肝、胃、心经"，对代赭石的功效描述是"平肝潜阳，重镇降逆，凉血止血。主治头痛，眩晕，心悸，癫狂，惊痫，呕吐，噫气，呃逆，噎膈，咳嗽，气喘，吐血，鼻衄，崩漏，便血，尿血"。

从这一段功效表述可以很明显看出来，代赭石治疗的主要症状，虽然没有慢性的胸痹心痛，但也包含大量的心病表现，尤其是心悸、癫狂、惊痫、噫气这4组症状，是典型的咸味补心作用的适应证。代赭石用于咳嗽和气喘，也是典型的咸味泻肺作用的适应证。这些都是代赭石具有咸味的证据。

《中华本草》还收录了代赭石的各种临床应用，其中，代赭石醋淬晒干，可用于小儿急慢惊风，是咸味补心；与大黄、朴硝、半夏和郁金配伍，可用于癫狂失心，也是咸味补心。代赭石与牡蛎、皂角和贝母配伍，可用于喘息，是咸味泻肺；与朴硝、干姜与甘遂配伍，可用于宿食结于肠胃所致大便不通，也是咸味泻肺。因此，代

赭石的药味为咸味，当无异议。除了咸味之外，代赭石可能兼具一点苦味。前面讲了，苦味是泻心的，能够用于治疗心实证，而心实是热盛，是血热妄行和咽痛喉痹。恰好，代赭石具有凉血止血的作用，能够用于吐血鼻衄和便血崩漏，并作为君药，多次用在各类止血方中。代赭石的药味，可能是咸味为主，苦味为辅，其五行属性可以界定为火中火或火中水。

牡丹皮（图16-2）的功效，在现行《中国药典》是"清热凉血，活血化瘀。用于热入营血，温毒发斑，吐血衄血，夜热早凉，无汗骨蒸，经闭痛经，跌仆伤痛，痈肿疮毒"。在《中华本草》中的记载是"清热凉血，活血散瘀。主治温热病热入血分，发斑，吐衄，热病后期热伏阴分发热，阴虚骨蒸潮热，血滞经闭，痛经，癥瘕，痈肿疮毒，跌仆伤痛，风湿热痹"。这样两段描述，其实是非常相似的，基本的适应证都说到了。在这些适应证里，有一个出现频率最高的字，就是"热"。不管是温热、热病、发热、热痹，都是以热为主的。不管是吐衄、发斑、痈疮、骨蒸，都是热证的表现。根据《中华本草》的统计，牡丹皮不仅能用于温热病，还能用于肝郁有热，胃火有热，血瘀有热，肠痈有热等诸多热证类型。而在汤液经法图中，苦味具有泻心清热的作用，心实证也的确以面赤身热和吐衄出血的症状表现为主。因此，牡丹皮的主导药味是

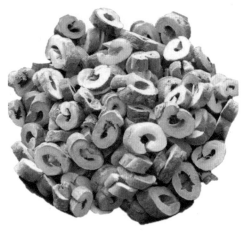

图 16-2 牡丹皮

苦味，当无异议。

牡丹皮除了苦味之外，具有活血化瘀的作用，能够用于血滞血瘀和跌仆伤痛诸症。行血散血，牡丹皮须有发散冲破之力，是辛味补肝行散的作用。故牡丹皮应在苦味之外，还兼有辛味。

《神农本草经》记载牡丹皮"主寒热，中风瘛疭、痉、惊痫邪气，除癥坚瘀血留舍肠胃，安五脏，疗痈疮"。之前讲过的肝木应风，肝虚则恐，肝木主筋，不就是一类肝木病证吗？同时，辛味能散肺，而肺与大肠相表里，这不正应破除"癥坚瘀血留舍肠胃"之用吗？因此，牡丹皮的药味，可能是苦味为主，辛味为辅，其五行属性可以界定为水中木。

代赭石是咸为主兼有苦，牡丹皮是苦为主兼有辛，作为在小补心包汤中以补心作用而出场的话，显然代赭石更为合适。

与代赭石和牡丹皮不同，豉与山萸肉的药味，都是以酸味为主的。只不过，豉除了除烦安神之外，具有解表、宣发的作用，应该是合并有补肝的辛味。而山萸肉除了收敛固脱之外，具有补肾、止腰膝痛的作用，应该是合并有补肾的苦味。

从小补心包汤证的临床表现"血气虚少，心中动悸，时悲泣，烦躁，汗出，气噫，脉结者"看，山萸肉的收敛固涩之性更强，止汗敛神更强，可能更合适。

希望大家能够理解汤液经法体系下的五味与功效的关系，运用这种关系分析中药，分析组方。

脾土虚实病证的临床表现

本文讲脾土虚实病证的临床表现，也就是脾土虚证和脾土实证的临床表现。

乏力、倦怠、便溏、食欲不振，都是脾虚的表现。脾虚证型，到今天依然常见，现在讲的脾虚与3600年前汤液经法体系里面的脾虚，从症状及治疗药物看，大同小异。现在补脾益气的中药，也是以人参、党参、甘草、黄芪这些甘味药为主的。

脾实证呢？虽然我们在临床上已经很少听到脾实证的概念，在治疗脾胃病的中成药说明书上，也几乎看不到脾实证的概念了。但是，这些总归是经验性的认识，可能存在疏漏。如果要准确地回答刚才的问题，我们就需要检索权威的资料，如2021年发布的国家标准《中医临床诊疗术语 第2部分：证候》，其中涵盖了2060个证候术语。

在这个国家标准中有脏腑官窍证候类术语，其中在脾证类下，的确包含"脾实证"，泛指因食积不化，或寒湿、湿热等犯脾，脾失健运等所引起的一类病证，具体还分为脾失健运证和脾气郁结证。脾失健运证的主要临床表现为脘腹部饱胀感、呃逆嗳腐、恶心呕吐、肠鸣作泻等，脾气郁结证的主要临床表现为脘腹痞满或胀痛、不思饮食、嗳气便黏等。从上述临床表现可以看出，这里提到的脾实证，多是一些食积食滞的表现。

那么，脾实证就是这样的吗？我们来看看《辅行诀》的记载。与肝木证证和心火病证的讲解一样，我们主要参考的内容，就是《辅行诀·辨脾脏病证文并方》一节的内容。

首先参考的是大小补泻脾汤正文之前，关于脾土疾病的记载。原文："脾实则腹满，飧泄；虚则四肢不用，五脏不安。脾病者，必腹满肠鸣，溏泻，食不化；虚则身重，苦饥，肉痛，足痿不收，行善瘛，脚下痛。邪在脾，则肌肉痛，阳气不足，则寒中，肠鸣，腹痛；阴气不足，则善饥，皆调其三里。"在这段记载中，有一些症状是明确的脾实证，有一些症状是明确的脾虚证，但还有一些症状，只是说由脾病所致，并没有指明虚实类型。我们把这些症状列在一起，得到表 17-1。

表 17-1　脾土病证的临床表现（一）

虚　证	实　证	虚实证不确定
● 四肢不用 ● 五脏不安 ● 身重 ● 足痿不收，脚下痛，行善瘛 ● 苦饥	● 腹满 ● 飧泄	● 腹满肠鸣 ● 溏泄 ● 食不化 ● 肌肉痛

在这段文字表述中，有"阳气不足"和"阴气不足"的记载，由于这种阴阳分类的方式与虚实辨证不同，难以确定谁为虚、谁为实，又或是两者都为虚证的不同类型，故暂且舍去不统计。有了基础的数据，其次参考的是大小补泻脾汤的适应证。

根据《辅行诀》原文记载，小补脾汤的适应证为"饮食不化，时自吐利，吐利已，心中苦饥；或心下痞满，脉微，无力，身重，足痿，善转筋者"，小泻脾汤的适应证为"下利清谷，里寒外热，腹冷，脉微者"，大补脾汤的适应证为"脾气大疲，饮食不化，呕吐下利，其人枯瘦如柴，立不可动转，口中苦干渴，汗出，气急，脉微而结者"，大泻脾汤的适应证为"腹中胀满，干呕，不能食，欲利不得，或下利不止者"。

中医学认为，脾胃是中焦，主运化，也就是说，吃进去的食物喝进去的水，其中的水谷精微主要依靠脾胃功能进行吸收和转化。在正常的脾胃功能下，食物和水由食道入，从肠道出，在该入的时候入，在该出的时候出，这是正常状态。不正常的状态就是出入失常，从该入的地方出，这就是呕吐；在不该出的时候出，这就是腹泻，也叫下利。呕吐和下利，是脾土功能失常的标志。

从上述记载可以看出来，无论是脾土虚证还是脾土实证，都有呕吐和下利的表现。只不过，在小补脾汤中的吐利描述是"时自吐利"，类似一种慢性的、反复发作的呕吐和下利。有没有反复的干呕或呕吐呢？有，如慢性胃炎、胃食管反流病。有没有反复的下利呢？有，如肠易激综合征。这些疾病，可能就是脾土虚证所说的"时自吐利"。

而呕吐和下利到了小泻脾汤证，就成了"下利清谷"；到了大泻脾汤证，就成了"欲利不得，或下利不止"。什么疾病会有这样的表现呢？急性胃肠炎。急性胃肠炎的腹泻，有两个特点，一是水样便，二是有食物残渣。当然，急性胃肠炎的更经典表现，是直接将未消化的食物呕吐出来。

另外，大泻脾汤证的"欲利不得"，换成现在常用的一个词"里急后重"，是频繁有便意，但是却解不下来多少。什么样的疾病会有里急后重呢？最经典的是细菌性痢疾，一种急性的肠道传染病。

通过对这几个症状描述的分析，我们可以大致得出一个结论，脾虚证和脾实证都有呕吐和下利,只不过,脾虚证的呕吐下利以慢性病程和反复发作为主,而脾实证的呕吐下利往往是急性病证的表现。这一点,与心火疾病的心痛症状是一样的。

还有一个角度也能说明,脾虚证的吐利是一个慢性病程。我们看到小补脾汤证有"无力、身重"的记载,大补脾汤证有"其人枯瘦如柴,立不可动转"的记载。正是因为脾虚证的脾土不足是一个慢性病程,这种长期的食物消化吸收问题才会进一步发展为无力身重、枯瘦如柴的程度。短期的急性病证没有这个能力。

明白了这一点,我们就可以对脾土虚实病证的临床表现进行优化和调整(表17-2)。

表17-2 脾土病证的临床表现(二)

虚 证	实 证
• 时自吐利(慢性病程) • 心下痞满 • 四肢不用;无力,身重 • 足痿不收,脚下痛 • 行善瘈;善转筋 • 饮食不化 • 五脏不安	• 呕吐,欲利不得;下利清谷;飧泄(急性病程) • 腹满,腹冷

由此可见,脾虚证的乏力倦怠和足痿,在脾实证里是没有的。我们可以将这个症状作为临床上的判别指标,确定患者的病证类型有没有脾虚的因素。

在优化脾土虚实病证的临床表现时,我们也是舍去了大补泻脾汤中不同于小补泻脾汤的症状。这些症状是大补泻汤证属于母子共病而引入的其他脏腑病证,并非脾土本脏病证。例如,大补脾汤证其实是脾虚合并肺虚的脏腑共病，"口中苦干渴，汗出"其实是典型的肺金虚证表现，自然不能算作脾土疾病的临床表现。

在学习《辅行诀》五脏大小补泻汤时，一定要注意这一点。小补泻汤治疗的是本脏病，小补泻汤证的表现是本脏病证表现；而大补泻汤证是母子同治的，大补泻汤证的表现也就是母子共病的病证表现。

"行善瘛"，意思是腿脚容易痉挛。如果大家还有印象，在肝木实证的典型表现中出现了"瘛"字，也出现了"胻善瘛"症状，即腿脚容易抽筋的意思。

也就是说，肝木和脾土病证的临床表现，出现了同一个症状。肝木和脾土之间，本来就存在相克关系。五脏之间存在相克关系，在五脏病证的症状表现上，自然也会因为肝木克脾土而出现症状。换句话说，肝木病就可能会造成脾土病，而脾土病也可能会造成肝木病。

从汤液经法图角度看，辛味可以补肝也可以泻脾，甘味可以补脾也可以缓肝，换句话说，以辛味和甘味为主导的方剂，既可以治肝也可以治脾。汤液经法体系下的五脏补泻治疗理论，本身就蕴含着五行生克。

"行善瘛"的症状属于脾虚证，可以通过甘味补脾来治疗，而甘味本身能够缓肝，用于治疗肝木虚证或实证均可。

第十八讲　小补脾汤与理中丸，大补脾汤与生脉散

讲完了脾土虚实病证，我们讲脾土治疗方，主要讲两首，一是小补脾汤，二是大补脾汤。

在《辅行诀》中，小补脾汤由人参三两、甘草三两、干姜三两和白术一两组成。这个组方用药，与《伤寒论》的理中丸非常像，都是以人参、甘草、干姜和白术组方。这两个方子的甘草，都是炙甘草。

从选药上看，这两个方子都由4味药组成，其中人参是甘味药，甘草是甘味药，干姜是辛味药，白术是苦味药。总结一下，组方配伍结构为"二甘一辛一苦"，或者说，在补脾药、泻脾药和燥脾药的使用上，药味数目的配比是2：1：1。这就是我们说的，《辅行诀》在五脏小补汤组方时的配伍定式。

从这个组方配伍结构能看出来，这个方子的主导药味是甘味，是补脾的。无论是小补脾汤还是理中丸，都是以补脾为主、补中有泻的方剂。如果按照功效进行分类，这两个方子都是补益剂中的补气剂；若论君臣佐使，这两个方子的君药都应在甘味药人参和甘草中选择。我们不建议将理中丸的君药定为干姜，原因很简单，干姜是辛味泻脾药，在以补脾为主的方中，无论如何也不能是君药。关于这个争议，如果用汤液经法体系的五脏虚实理论和五味补泻理论来分析，是一件很简单的事，一目了然。从这一个问题上，就可以看出汤液经法体系的认知水平和临床价值。以上是关于小补脾汤和理中丸的相同点。

我们来看看，小补脾汤和理中丸有何不同。

虽然两者都是由人参、甘草、干姜和白术组成的，但是在白术的用量上，两者是不同的。小补脾汤中，人参、甘草和干姜都是三两，白术是一两，而在理中丸中，人参、甘草、干姜和白术，都是三两。那么，白术的用量多少，有什么区别吗？从功效上看，白术的功效是健脾燥湿，止汗安胎。白术用量大，整个方子的健脾燥湿和止汗安胎的作用会加强。但是，如果从汤液经法体系看，我们会有一个不一样的认识。在小补脾汤中，人参和甘草是甘味补脾药，干姜是辛味泻脾药，而白术是苦味燥脾药。也就是说，苦味药白术在小补脾汤中是一个佐使和从属的地位，它既不是脾土的补味，也不是脾土的泻味，而是脾土的化味。对于这样一个佐使和从属地位的药物，在《辅行诀》五脏补泻汤的配伍思路中是给予减量的。例如，小补心包汤中的豉是一两，而方中其他药物是二两；小补肺汤中的细辛是一两，而方中其他药物是三两。

为什么要对化味药减量呢？原因也简单，在汤液经法图中，每一个药味都具有3种作用，或者说3种位置。例如，苦味既是肾水的补味，也是心火的泻味，还是脾土的化味。也就是说，苦味药既可以补肾水，也可以泻心火，还可以燥脾湿。不同的苦味药可能有不同的作用倾向，但一定有不少苦味药会同时具有两种及以上的作用。例如，生地黄既可补肾水，也可泻心火；黄连既可泻心火，也可燥脾湿；白术既可补肾水，也可燥脾湿。

小补脾汤里的白术（图18-1），我们需要它发挥燥脾湿的作用，如果用量太大，其补肾水的作用就会越来越明显，定位于肾水的作用就会越来越明显，这就会将小补脾汤的治疗作用，分出去一部分给肾水。若再加上苦味的地黄，咸味的泽泻，小补脾汤就会彻底地变成脾肾同治方，几乎一半作用都被分出去了。

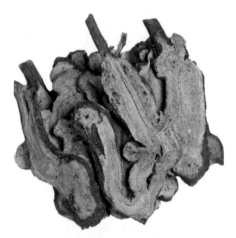

图 18-1　白术

这个过程，其实是配伍加减对全方功效的影响，体现的是配伍加减的精妙之处。为了让小补脾汤保证较为纯粹的治脾作用，我们就不能让苦味药的势力太大。

反观理中丸，白术用到三两，人参和甘草也是三两，这样的势力分配是君臣式，完全可以达到泻肾为主、泻中有补的治肾效果。理中丸只要稍微一加减，加点酸味药或咸味药或甘味药或苦味药，就是一个典型治肾的方子，可以治疗肾水病证。换句话说，理中丸在治脾土的同时，具有比较明显的治肾水潜质。

我们再讲讲小补脾汤与四君子汤的区别（图 18-2）。

四君子汤收载于《太平惠民和剂局方》，组方为人参、白术、茯苓和甘草各等分。四君子汤与小补脾汤的最大区别，在于没有用干姜，而是用了茯苓。

一般情况下，两个方子的用药不同，往往会从功效出发去理解。

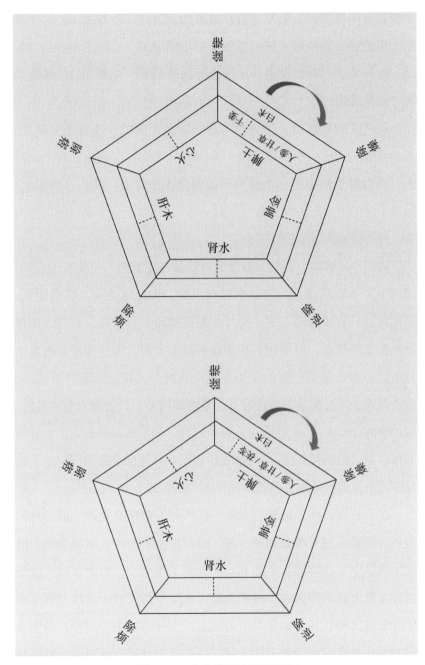

图 18-2 小补脾汤和四君子汤

干姜是温中散寒的，茯苓是健脾祛湿的。因此，小补脾汤的温中散寒作用更好，而四君子汤的健脾祛湿作用更好。这种思路没错。但是，我们依然要和大家说，从汤液经法体系看，先要比较的不是功效，而是药味。

从药味的角度看，干姜是辛味药，是泻脾的；茯苓是甘味药，是补脾的。因此，小补脾汤是一个以补为主、补泻兼施的脾土治疗方，而四君子汤则是一个纯补不泻的脾土治疗方。我们还要看到，四君子汤的组方配伍结构是"三甘一苦"，其实是一个典型的以泻为主、补泻兼施的肾水治疗方。

讲完小补脾汤，我们来看看大补脾汤与生脉散。可能有人会问，这两个方子差别很大，单从药味数上看，大补脾汤有 7 味药组成，而生脉散只有 3 味药组成，为什么要讲这两个方子呢？其实，虽然药味数差别很大，但是我们仔细观察就会发现，大补脾汤是包含生脉散组方的，是全包含的关系。更重要的是，在脏腑治疗特点上，两者很像。大补脾汤的治疗特点，是脾肺同补，以补肺来帮助补脾，为"子能令母实"。生脉散也是脾肺同补，只不过以补肺为主而补脾为辅，为"虚则补其母"。简单一句话，大补脾汤是脾肺同补方，以补脾为主；而生脉散也是脾肺同补方，以补肺为主。

在大补脾汤中，治脾的人参、甘草和干姜都是三两，而治肺的麦冬、五味子和旋覆花都是一两，故方以治脾为主，治肺为辅。而在生脉散中，治肺的麦冬是五分、五味子是七粒，而治脾的人参是五分，故方以治肺为主，治脾为辅。从这个角度看，现代方剂学将生脉散划为补气剂，似乎是不妥的。一个补肺为主，用于口渴咽干的方子，显然应该是滋阴剂。肺肾应秋冬，补肾水是滋阴，补肺金依然是滋阴。

这两首方剂都是脾肺同补方，但有一个区别，大补脾汤中包含有泻脾的辛味药干姜和泻肺的咸味药旋覆花，而生脉散中不包含任何泻脾的辛味药或泻肺的咸味药。换句话说，大补脾汤不是一个单纯的肺脾同补方，而是一个以补肺脾为主、补中有泻的肺脾同补方，生脉散则是一个单纯的肺脾同补方，没有一点泻肺脾的作用。

这两种不同的组方风格意味着大补脾汤的适应证更广，更适合慢性病及长期治疗，而生脉散的适应证则少一些。

我们前面讲过，五脏的补味是补功用，而五脏的泻味其实是在补本体，这就是体用辨证的关系。五脏存在的价值，就是它的功用，但一味地补功用而忽视本体，这样的做法是不长久的。只有两者兼顾，一边输出，一边输入，才是一个良性循环。

我们希望大家在认识和看待一个方子时，不要仅从功效上看，而是要从药味、体用关系上看，这样才能把握一个中药方剂的精髓。《辅行诀》和其中所载的汤液经法体系，恰恰给了我们这样的工具，让我们可以看到一个方剂的精髓。

第十九讲

小泻脾汤与四逆汤，
大泻脾汤与温脾汤

前文我们讲了小补脾汤和大补脾汤，小补脾汤和理中丸很像，大补脾汤与生脉散也有异曲同工之妙，现在讲另外两首方子，小泻脾汤和大泻脾汤。

前文所讲的补脾，其实与现在所讲的补脾健脾是很像的，但是泻脾就不好理解了，因为现在基本上不说哪味中药、哪个方子的功效是泻脾。

所谓泻脾，就是治疗脾实证。脾实证的表现是急性病程的呕吐下利，或腹满腹冷，或里急后重。小泻脾汤就是治疗这种病证的方子，由一枚附子（图19-1）、三两干姜和三两甘草组成，用于治疗下利清谷和里寒外热。从药味配伍上看，这首方子是"二辛一甘"的结构，典型的以泻脾为主、泻中有补。从用法用量上看，这首方子也是急性病证治疗方，以水三升，煮取一升，顿服。也就是说，全方剂量只服用一次。这些就是小泻脾汤的基础内容。

如果拓展一下，我们就会发现小泻脾汤与熟悉的另一个方子非常像，就是四逆汤。四逆汤是一首仲景经方，同样由附子、干姜和甘草组成。只不过，两个方子的组方配比不一样。小补脾汤以等量药物成方，而四逆汤中用的附子为一枚，干姜为一两半，甘草为二两，虽然全方依然以辛味为主，但似乎是在某种程度上减少了辛味药的使用。《方剂学》的四逆汤现代剂量，附子用5克，甘草用6克，干姜用 4.5 克，也是弱化了辛味药的用量。

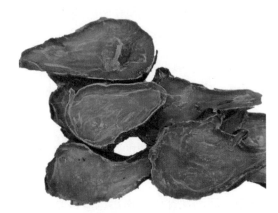

图 19-1　附子

四逆汤在《伤寒杂病论》中应用广泛，其适应证主要包括两类。其一，治疗脉沉、脉微的阳虚证，回阳救逆。例如，《伤寒论》第92 条"病发热，头痛，脉反沉，若不瘥，身体疼痛，当救其里，四逆汤主方"，又如《伤寒论》第 323 条"少阴病，脉沉者，急温之，宜四逆汤"。在此类病证的治疗中，并没有呕吐下利的临床表现。其二，治疗以里虚寒为主的少阴证。例如，《伤寒论》第 354 条"大汗，若大下利而厥冷者，四逆汤主之"，又如《伤寒论》第 388 条"吐利、汗出，发热恶寒、四肢拘急，手足厥冷者，四逆汤主之"。在此类病证的治疗中，可以很明显看到呕吐、下利和厥冷恶寒的临床表现。

从这些信息我们可以得知，小泻脾汤与四逆汤在治疗呕吐、下利和厥冷恶寒的症状上，其功效作用是基本一致的。这些功效作用，从汤液经法体系看，是治疗脾土疾病，属于泻脾的功效，定位在脾。但是，这不是小泻脾汤和四逆汤的全部功效，除了泻脾治疗寒性的呕吐、下利，它们还具有升阳、回阳和补阳的作用。这一点，从四逆汤的临床应用和方剂学功效分类就可以看出来。

很多人可能会说，升阳、回阳和补阳的作用与治疗寒性的呕吐、下利，不是一回事吗？从寒热角度看，是一回事，但是如果从脏腑定位角度看，可能就不是一回事。脾主中焦运化，脾主四肢，呕吐下利及四肢厥逆是脾土疾病的表现。小泻脾汤和四逆汤治疗这些疾病，是它们泻脾土的作用。而在五脏的五行分类中，脾属于土，土位于中，土位于长夏，既不是升阳的，也不是降阴的，而是居中调停的。升阳、回阳和补阳的作用，应该不是脾土的作用。

实际上，升阳、回阳和补阳的作用，应该是肝木的作用。肝德在散，肝木应晨应春，正是阳气生发的季节。四逆汤用于回阳救逆，应该是补肝的作用表达。从组方药味上看，辛味补肝，酸味泻肝，甘味缓肝。小泻脾汤和四逆汤的组方结构是"二辛一甘"，其中辛味附子与干姜补肝，甘味甘草缓肝，正好是补肝的配伍结构，自然具有补肝的作用。也就是说，通过对四逆汤临床应用的解析，我们可以加深对小泻脾汤组方配伍特点和功效特点的认识。小泻脾汤"二辛一甘"的配伍结构，不仅能够泻脾，用于脾实证的呕吐下利，而且能够补肝，用于肝虚证的阳虚厥冷。临床上适合四逆汤的病证类型，基本上也适合小泻脾汤（图19-2）。

大泻脾汤的组方为附子一枚、干姜三两、甘草三两、黄芩一两、大黄一两和芍药一两，主要用于腹满干呕、欲利不得或下利不止。从组方角度看，大泻脾汤是在小泻脾汤基础上，增加了苦味药黄芩、咸味药大黄和酸味药芍药。按照我们之前的理解，这是"母能令子虚"的思路，通过治心来帮助泻脾。苦味泻心，咸味补心，酸味收心，黄芩、大黄与芍药的增加，恰好构成了心火的治疗组方。

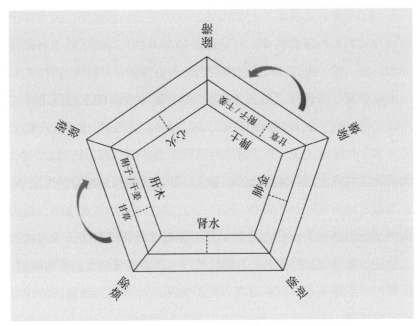

图 19-2　小泻脾汤

在大泻脾汤的适应证里，有什么心火的病证吗？大泻脾汤的适应证很简短，就是"腹中胀满，干呕，不能食，欲利不得，或下利不止"，既没有心痛心悸，也没有胸满胸闷。也许有人会说，在第十四讲中，心火实证的表现不是有"不可饮食，食之反笃者；欲吐不吐，欲下不下"吗？这不就是心火参与脾土疾病的表现吗？

我们理解心火疾病影响脾土是母病及子，是有可能发生的。但恰恰是母病及子，上述表现虽然出现在心火虚实证的临床表现中，但不能算作母脏心火病证，而是母病及子的子脏脾土病证。采用这种拆分的方法理解，可能更加清晰些。大泻脾汤证的心火疾病表现可能是一种特殊的下利，即赤白下利。下血，属于血热妄行所致的出血，与吐血、衄血一样，这是心火病证。而下利则属于脾土疾病。两者相结合的赤白下利，是心火与脾土共病的表现。

　　为了理解好这件事，我们来看另一首方子，温脾汤。大泻脾汤的研究资料和临床资料少，可是温脾汤却不少。与刚才的小补脾汤和四逆汤一样，我们可以通过研究和学习温脾汤，理解大泻脾汤。

　　温脾汤，首载于《备急千金要方》，组方为附子一枚、干姜二两、人参二两、大黄四两和甘草二两。与大泻脾汤相比，从药味上看，多了甘味药人参，少了苦味药黄芪和酸味药芍药。从用量上看，大泻脾汤的脾土用药是绝对的用量大，而心火用药是绝对的用量小。但是温脾汤的咸味药大黄用量却不小，多达四两。尽管这样，我们依然选择温脾汤为相似方来学习，而没有选择葛根芩连汤、四逆加人参汤。第一个原因在于大泻脾汤是在小泻脾汤基础上酌情加减的，虽然加了3味中药，但它没有改变原方的治疗方向。温脾汤的底方也是四逆汤，其治疗方向也是温补脾阳，也没有改变原方的治疗方向。第二个原因在于从寒热药性角度看，大泻脾汤是一个典型的寒热并用方，其中的附子、干姜和炙甘草是热性中药，而黄芩、大黄和芍药则是寒性中药，方中热性中药多，寒性中药少。因此，大泻脾汤是一个热多寒少的寒热并用方。同样，温脾汤以附子和干姜之热为主，以大黄之寒为辅，是一个热多寒少的寒热并用方。从这一点上看，两者也是相似的。

　　温脾汤的适应证，《备急千金要方》记载得很清楚，为"治下久赤白连年不止，及霍乱，脾胃冷实不消方"；《方剂学》记载，温脾汤能用于脐腹冷痛与大便不通，也能够用于利下赤白和手足不温。无论哪种记载，赤白下利都是一个很关键的症状。与之类似，大泻脾汤也是能够用于相同或相似的病证。而其中的下血，可能是涉及心火病证的表现。大泻脾汤中除了大黄，还有黄芩和芍药，对于这种赤白下利，应该更为合适。

这就是大泻脾汤和温脾汤的功效特点，也是大泻脾汤与小泻脾汤的不同之处。简单地说，大泻脾汤通过引入寒性的苦味药、咸味药和酸味药，使得方子更适合用于带有下血性质的赤白下利。未来在面对这一类疾病时，要注意分析其心脾共治的特点。

肺金虚实病证的临床表现

在《辨肺脏病证文并方》一节中，对肺金虚实病证的记载如下："肺虚则鼻息不利；实则喘咳，凭胸仰息。肺病者，必咳喘逆气，肩息背痛，汗出憎风。虚则胸中痛，少气，不能报息，耳聋，咽干。邪在肺，则皮肤痛，发寒热，上气喘，汗出，咳动肩背。"

与之前的几个脏腑疾病的描述类似，肺金病证的描述中，也是既有虚证的临床表现，也有实证的临床表现，还有不确定虚实证型的临床表现。整理一下，即可得到表20-1。

表20-1　肺金病证的临床表现（一）

虚　证	实　证	虚实证不确定
● 鼻息不利 ● 胸中痛 ● 少气，不能报息 ● 耳聋 ● 咽干	● 喘咳 ● 凭胸仰息	● 咳喘逆气，肩息；上气喘；咳动肩背 ● 背痛 ● 汗出憎风；汗出 ● 皮肤痛 ● 发寒热

可以看到，有一些虚实证不确定的临床表现，与实证的临床表现非常相似。例如，实证的经典表现为"喘咳，凭胸仰息"。喘咳，就是气喘和咳嗽。凭胸仰息就是胸满而后仰式的呼吸，形容的是一种呼吸困难的状态。而虚实证不确定中的"咳喘逆气"和"上气喘"

120

也是气喘和咳嗽。而"肩息"也是一种需要向上抬肩以助呼吸的呼吸困难状态。所以，"咳喘逆气"和"肩息"症状也很可能就是肺实证的典型表现。

按照这个思路，我们可以将上表调整优化一下，可得表20-2。

表20-2 肺金病证的临床表现（二）

虚 证	实 证	虚实证不确定
<ul><li>鼻息不利</li><li>少气，不能报息</li><li>胸中痛</li><li>耳聋</li><li>咽干</li></ul>	<ul><li>喘咳；咳喘逆气，上气喘；咳动肩背</li><li>凭胸仰息；肩息</li></ul>	<ul><li>背痛，皮肤痛</li><li>汗出憎风；汗出</li><li>发寒热</li></ul>

大小补泻肺汤的适应证，也就是大小补泻肺汤证的临床表现。

根据《辅行诀》的记载，小补肺汤的适应证为"烦热汗出，口渴，少气不足息，胸中痛，脉虚"，大补肺汤的适应证为"烦热汗出，少气不足息，口干，耳聋，脉虚而快"，小泻肺汤的适应证为"咳喘上气，胸中迫满，不可卧"，大泻肺汤的适应证为"胸中有痰涎，喘不得卧，大小便闭，身面肿，迫满，欲得气利"。

小补肺汤证和大补肺汤证很像，都有烦热汗出、少气不足息和口渴口干的表现，这就是肺虚证的典型表现。肺金应秋天，理应收敛收降，如果不能收敛收降，就会因为阳气虚浮在上而出现烦热、口干和汗出的问题。肺司呼吸，肺虚则呼吸不利，会出现气短的问题，也就是这里说的"不足息"。

大补肺汤证有一个与小补肺汤证不同的症状，耳聋。按照母病及子的思路，肺金疾病会影响肾水，肺虚会造成肾虚，而肾开窍于耳，肾虚就可能会出现耳聋。这是一种虚性的耳聋，与湿热蕴结所造成的暴聋不同。换句话说，耳聋可能不是肺金虚证的典型表现，而是母病及子之后所导致的肾水虚证表现。在界定肺金虚证的临床表现时，可以不保留耳聋。

肺金实证的典型症状是喘咳、气喘和咳嗽。只不过，《辅行诀》大小泻肺汤所治疗的喘咳，是比较严重的。严重到已经出现了以"胸中迫满"为主要表现的呼吸不畅，或以"喘不得卧"为主要表现的呼吸困难。从现代医学角度看，呼吸系统任何一个解剖部位的病变都可能最终导致呼吸困难，如支气管哮喘、肺炎、气胸、胸腔积液等。这些疾病在临床诊疗时，都可以肺金实证为主考虑。

与小泻肺汤证相比，大泻肺汤证多了"大小便闭"和"身面肿"。中医学认为，肺与大肠相表里，肺金实证的表现，一个是喘咳，另一个可能是便秘，这是脏腑表里关系所致。而小便闭与身面肿有关，是一种水液代谢紊乱的水肿状态。对于这种症状，中医往往是从肾水论治的。大泻肺汤证也不是单纯的肺金疾病，而是合并有肾水疾病的肺肾共病。换句话说，小便闭和身面肿可能不是肺金疾病的典型表现，而是母病及子之后的肾水疾病表现，在界定肺金实证的临床表现时，可以不保留小便闭和身面肿。

根据这个思路，我们可以将肺金虚实病证的临床表现优化调整（表20-3）。

表 20-3　肺金病证的临床表现（三）

虚　证	实　证
• 烦热汗出；汗出 • 少气，不能报息；少气不足息 • 咽干；口干口渴 • 鼻息不利 • 胸中痛 • 脉虚；脉虚而快	• 喘咳；咳喘逆气，上气喘；咳动肩背 • 凭胸仰息；肩息 • 胸中迫满，不得卧；喘不得卧；迫满，欲得气利 • 大便闭

接下来，我们重点讲一个症状，汗出。这个症状，不仅在肺金病证中出现，而且在肝木病证、心火病证和脾土病证中都出现了。

汗出，在肺金病证中为大小补肺汤的适应证；在肝木病证中为大小补肝汤的适应证；在心火病证中为小补心包汤的适应证出现；在脾土病证中为大补脾汤的适应证。汗出在四个脏腑的病证中都出现了，这是怎么回事呢？

若要说清这个事，还得回到《辅行诀》大小补泻汤证的病证特点。我们在前面讲了，《辅行诀》的小补泻汤是本脏的治疗方，而大补泻汤是母病及子、子病及母之后的脏腑共病治疗方，故大补脾汤证有汗出，不代表汗出是脾土疾病的表现。另外，《辅行诀》的大小补泻汤都是攻补兼施方，大小补泻汤证都是虚实夹杂证。也就是说，大小补汤证里面的症状不一定是脏腑的虚证表现，也有可能是脏腑的实证表现。大小泻汤证里面的症状不一定是脏腑的实证表现，也有可能是脏腑的虚证表现。可见，小补肝汤证有汗出，不代表汗出就是肝虚病证的表现。

大家都知道，人热了才会出汗，人冷了不会出汗。从阳气角度看，阳虚、阳气不升的时候，一般不会出汗；而阳盛、阳气不降的时候，才会出汗。阳盛和阳气不降的病证是肺虚，因肺主收敛收降，肺虚时，收敛收降的作用弱化，就会出现汗出。与肺虚汗出同时出现的，还有口干口渴和烦热，这些都是阳气不收不降的表现。汗出应是肺虚病证的本证。肺属金，脾属土，土生金，母病及子，土虚引起金虚，故大补脾汤证有汗出。

肺属金，肝属木，金克木，金虚时，克制木的力量弱了，木就会旺，升阳太过，这就不是肝木的虚证，而是肝木的实证。也就是说，肝木的实证状态，可能会出现汗出。由于小补肝汤是治疗虚实夹杂证以虚证为主，夹杂实证，实证的表现应是汗出。小补肝汤证里有汗出，大补肝汤证自然也有汗出。

肺属金，心属火，火克金，火旺时金虚，火旺就是火盛，就是心火实证。故心火实证状态，可能会出现汗出。由于小补心包汤是治疗虚实夹杂证，以虚证为主，夹杂实证，实证的表现也应是汗出。

我们再从五味治疗的角度看，也会得到同样的结论。

汗出是肺虚的本证，应该用酸味治疗，敛汗止汗。大小补肺汤都是以酸味为主的治疗方，大小补肝汤里的酸味药是五味子，小补心包汤里的酸味药是豉，大补脾汤里的酸味药是麦冬和五味子。实际上，从汤液经法图角度看，酸味药所在的三个脏，恰好是肺金、肝木和心火，也是汗出症状出现的三个脏。我们认为，汗出是肺金虚证的本证，可由酸味药治疗。酸味药定位的肺金、肝木和心火，就是汗出表现的三个病位。以汗出为主的疾病，要么治肺金，要么治肝木，要么治心火，且都以酸味药为主。

这说明《辅行诀》所载汤液经法体系的病证定位，与五味定位一样，不是一对一的，而是一对多的。同一个症状可能在好几个脏腑疾病出现。只不过，这些脏腑之间是有联系的。大家要注意从这个思路去理解五脏虚实病证。这还说明麻黄汤与桂枝汤治疗有汗、无汗的区别，其实不在于辛味的麻黄，而在于酸味的白芍。

泻肺的葶苈子，补肺的五味子

我们讲小补肺汤和小泻肺汤，先讲两味中药，一是葶苈子，准确地说，是泻肺的葶苈子，二是五味子，准确地说，是补肺的五味子。

我们在上篇说过，现在的药性理论体系，不是药性理论最初的样子，而是经过上千年演变后的。现在的药性理论中，有一些内容都是后来加进去的，如归经。也有一些内容，在上千年的传承过程中发生了变化，没能保留原来的样子，如各味中药的五味。

葶苈子和五味子，都是《辅行诀》大小补泻汤组方所用之药，其中的五味子还是二十五味药精的成员。这两味中药是汤液经法时代的常用药，其用法也符合汤液经法体系的逻辑。

葶苈子（图21-1）是一味咸味药，五味子是一味酸味药，这一点，从小补泻肺汤的组方结构就能看出来。小补肺汤由麦冬三两、五味子三两、旋覆花三两和细辛一两成方，配伍结构为"二酸一咸一辛"，用于以烦热汗出和口渴气短为主要表现的肺虚证。小泻肺汤由三两葶苈子、三两大黄和三两芍药组成，配伍结构为"二咸一酸"，用于以咳逆上气和胸满不得卧为主要表现的肺实证。

葶苈子是咸味药，五行属火的根据，保留下来多少呢？我们来看看。

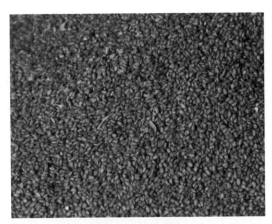

图 21-1　葶苈子

其一，从《中国药典》的记载来看，葶苈子的药性为"辛、苦，大寒。归肺、膀胱经"，功效是"泻肺平喘，行水消肿。用于痰涎壅肺，喘咳痰多，胸胁胀满，不得平卧，胸腹水肿，小便不利"。而在汤液经法图中，能够泻肺用于肺实证的，恰好是咸味药。由此可知，《中国药典》记载的葶苈子"泻肺"功效，是其味咸属火的证据。

其二，从具体功效上看，葶苈子的具体功效在汤液经法体系中均与咸味相关联。从汤液经法图角度看，咸味具有三方面的作用，一是泻肺，治疗肺实证；二是补心，治疗心虚证；三是润肾，治疗肾虚证或肾实证。葶苈子用于咳喘痰多、胸胁胀满和肺痈，是其泻肺的作用；用于水肿和小便不利，是其润肾的作用；《肘后方》记载葶苈子可用于卒发癫狂，《医宗必读》记载葶苈子可用于发狂烦躁，是其补心的作用。

其三，从采收时间上看，葶苈子一般在4月底或5月初采收。《名医别录》记载"立夏后采实，阴干"，《蜀本草》记载"五月熟，采子暴干"，说明其得正夏之气。而夏季属心火，味咸皆属火，属火者当以咸味为主。

其四，从性状上看，无论是北葶苈子还是南葶苈子，都为棕色或红棕色，而红色亦属心火。味咸皆属火，属火者当以咸味为主。

以上就是葶苈子味咸属火的依据，其中最重要的依据是其功效。中药的真实滋味和真实形色会变得很快，但功效是其内在属性的表达，不会轻易改变。

同样，五味子（图21-2）是酸味药，五行属金的根据，保留下来多少呢？

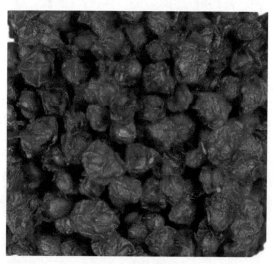

图21-2　五味子

其一，从《中国药典》的角度看，五味子的药性为"酸、甘，温。归肺、心、肾经"，功效是"收敛固涩，益气生津，补肾宁心。用于久嗽虚喘，梦遗滑精，遗尿尿频，久泻不止，自汗盗汗，津伤口渴，内热消渴，心悸失眠"。由此可知，五味子以酸味为主这一点，历代药性记载均未曾改变，并保留至今。

其二，从汤液经法图角度看，酸味具有补肺、泻肝和收心的三大作用，而五味子的功效也均与其酸味相关联。五味子用于久嗽虚喘、自汗盗汗和津伤口渴，是其补肺的作用；用于心悸失眠，是其收心的作用。而对于梦遗、遗精、遗尿、尿频等肾水病证，五味子作为补肺药，也是从"虚则补其母"的思路，补肺母以助补肾子。

也许有人会说，五味子没有泻肝的应用呀？从中药的现代研究角度看，五味子提取物护肝和降低转氨酶的作用早已是新药研发的热点。其中，合成五味子丙素的一个中间体，叫作联苯双酯，已经做成各种剂型的药品广泛使用了，它的适应证就是"慢性迁延型肝炎伴转氨酶升高者"。这就是酸味药五味子能够泻肝的体现。肝木体阴用阳，酸味补本体，辛味补功用，酸味本来就能够修复肝脏的本体。

其三，从采收时间上看，五味子一般都在秋季果实成熟时采摘，有些地方早些，有些地方晚些，一般是9—10月。这说明五味子得到秋金之气，得此气者，自然属金。味酸皆属金，属金者当以酸味为主。

其四，从性状上看，五味子以红色、紫红色或暗红色为主，而红色属心火。味咸补心火，味苦泻心火，味酸收心火，酸味亦与心火有关。所以，五味子之色，与其味酸亦有关联性。

也许有人会说，葶苈子和五味子均是偏红色，为何一个是咸味而另一个是酸味呢？要想理解这件事，徐大椿的一句话很有启发，他说："凡药之用，或取其气，或取其味……或取其所生之时，或取其所生之地，各以其所偏胜，而即资之疗疾，故能补偏救弊，调和脏腑，深求其理，可自得之。"意思是说，药的作用或与其寒热之气有关，或与其酸苦之味有关，并不必须统一，有各自的道理即可。同样，葶苈子味咸属火的性效特点，与其颜色偏红有关；而五味子味酸属金的性效特点，则与其采收季节有关，两者也并不必须统一，有各自的道理即可。

实际上，五味子的性状特点，也有与酸金属性相关之处。例如，有些五味子表面会有析霜现象，出现"白霜"，而色白属金。这也是五味子味酸属金的一种表现。

从《辅行诀》收载的小补肺汤和小泻肺汤的组方结构上看，葶苈子是咸味泻肺药，五味子是酸味补肺药。并且，我们也从功效角度论证了葶苈子的咸味与功效的关联性，以及五味子的酸味与功效的关联性。接下来，我们尝试着按照汤液经法体系，复原一下葶苈子和五味子的药性和功效。

葶苈子，味咸，主归肺、肾经。泻肺平喘，润肾消肿，用于肺金实证之咳嗽痰多、胸胁胀满和喘憋，以及肾水虚证或实证之胸腹积水、小便不利和水肿。

五味子，味酸，主归肺、心经。补肺敛涩，收心安神，用于肺金虚证之久咳虚喘、口干消渴和久泻遗精，以及心火虚证或实证之心悸失眠。

如果进一步标定五行互含属性的话，以药味定前位属性，以归经定后位属性，则可得：

葶苈子，火中金/火中水，味咸，主归肺、肾经。泻肺平喘，润肾消肿，用于肺金实证之咳嗽痰多、胸胁胀满和喘憋，以及肾水虚证或实证之胸腹积水、小便不利和水肿。

五味子，金中金/金中火，味酸，主归肺、心经。补肺敛涩，收心安神，用于肺金虚证之久咳虚喘、口干消渴和久泻遗精，以及心火虚证或实证之心悸失眠。

我们认为，这种表述方式和概念体系，更接近汤液经法体系的中药性效描述方法，其中最关键的就是符合五行属性的五味和符合五味作用的功效。如果我们能将常用中药的性效属性都以这种形式描述出来，汤液经法体系就可以更好地用于现代临床诊疗。

大补肺汤，一首规矩的
肺肾同补方

上文我们从咸味药葶苈子和酸味药五味子切入，讲了小补肺汤和小泻肺汤。这两味中药的药味差别，决定了其对肺金的补泻差别。虽然两味中药均能治疗咳喘，但却是不同的咳喘。葶苈子适合的是咳痰喘憋，急性和实性的咳喘，而五味子适合的则是久咳虚喘，慢性和虚性的咳喘。对此，大家要注意区分。

我们在小补肺汤的基础上，讲一下大补肺汤。

大补肺汤，由三两麦冬、三两五味子、三两旋覆花、一两细辛、一两地黄、一两竹叶和一两甘草组成，配伍结构为"二酸一咸一辛二苦一甘"。从用量上看，治肺的酸味药和咸味药用量最大，都是三两，而治肾的苦味药和甘味药用量比较小，都是一两，散肺的辛味药，用量也比较小，也是一两。这样的用量配比，能保证大补肺汤以补肺为主，补肾为辅。大补肺汤的适应证是以肺虚证表现为主，包括烦热汗出和口干口渴，还有少气不足息。同时，兼顾肾虚证的表现，如耳聋。我们之前也说过，这是一种以虚证为主的慢性耳聋。

大补肺汤有一个功效特点，肺肾同补。没有看过《辅行诀》的人，可能不知道大补肺汤，但是一定知道肺肾同补（图22-1）。这是一个非常常见的治疗组合，在补肺的同时补肾。现在说的肺肾同补，一般是指以滋阴养阴为主，因肺属金，应秋季；肾属水，应冬季。在秋季和冬季，占主导地位的是阴气而不是阳气。

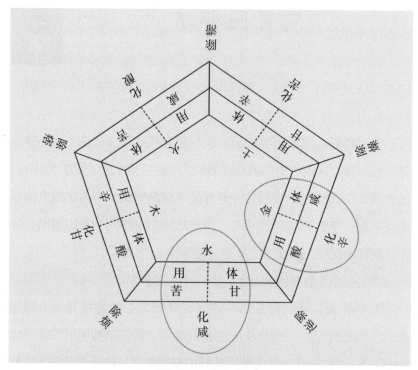

图 22-1 肺肾同补

在临床上遇到阴虚火旺，不管是以干咳口渴为主，还是以腰酸盗汗为主，我们都会用肺肾同补的方法进行治疗。在这种治疗思路指导下，也诞生了很多肺肾同补的方剂，如增液汤。

增液汤由玄参一两、麦冬八钱与生地黄八钱组成，能够用于津亏虚热诸症，唇干舌燥、大便干结、皮肤干燥等。从配伍结构看，增液汤由"一酸二苦"组成，以酸补肺，以苦补肾，是一首肺肾同补之方。只不过，增液汤是纯粹的补肺补肾方，没有补泻兼施，没有体用兼顾。

再如，养阴清肺汤。

养阴清肺汤，听起来是单纯地补肺阴，但实际上，从组方配伍的角度看，这是一首肺肾同补的方剂。根据《方剂学》的记载，养阴清肺汤首载于《重楼玉钥》，由生地黄二钱、麦冬一钱二分、甘草五分、玄参一钱半、贝母八分、牡丹皮八分、薄荷五分和白芍八分组成，配伍结构是"二酸一咸一辛三苦一甘"，不仅药味上以苦味药和酸味药为主，而且在用量上，苦味药和酸味药的占比也是最大的。苦味补肾，酸味补肺，以苦味和酸味为主的养阴清肺汤，自然也是肺肾同补方。本方除用于虚热干咳、鼻干唇燥之外，对于肾阴虚所致的潮热盗汗也有很好的作用。由于养阴清肺汤中苦味药生地黄、玄参和牡丹皮的用量多于酸味药麦冬和白芍（图22-2），故与大补肺汤相比，养阴清肺汤的补肾作用更强。

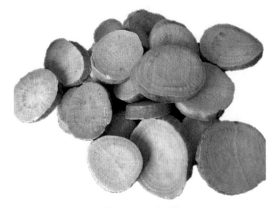

图22-2　白芍

又如，百合固金汤。

百合固金汤，"固金"自然是养肺阴，听起来也是治疗肺阴虚的方剂，实际上是肺肾同补的治疗方。从组方上看，百合固金汤由百合一钱半、熟地黄三钱、生地黄三钱、当归三钱、白芍一钱、甘草一钱、桔梗八分、玄参八分、贝母一钱半和麦冬一钱半组成，其配伍结构为"三酸一咸一辛四苦一甘",依然是以苦味药和酸味药为主。从用量上看,苦味药熟地黄、生地黄、桔梗和玄参的总量,高于酸味药百合、白芍和麦冬的总量,依然是补肾为主,补肺为辅。百合固金汤的适应证是肺肾阴虚、虚火上炎所致的口燥咽干、潮热颧红、干咳少痰、便干尿赤等。与大补肺汤相比,百合固金汤的补肾作用也更强。

再看六味地黄丸。

六味地黄丸常被认为是一个滋补肾阴的方子,但观其组方配伍,应是一个肺肾同补的方剂(图22-3)。

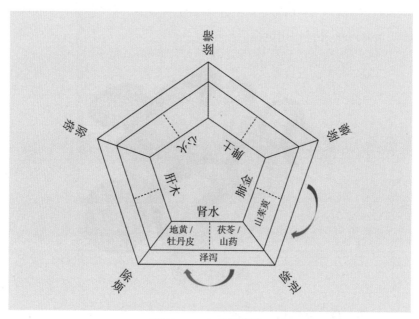

图 22-3　六味地黄丸

六味地黄丸的六味中药,熟地黄为苦味药,山茱萸为酸味药,山药为酸甘兼有的中药,牡丹皮为苦味药,茯苓为甘味药,泽泻为咸味药。这是一个配伍结构为"二酸一咸二苦一甘"的方剂,没有辛味药。从用量上看，苦味药地黄的用量最大，酸味药山茱萸和酸甘兼有的山药加起来，用量也不小。这也是以苦味与酸味为主，以甘味与咸味为辅，肺肾同补的方剂。

我们平时总说，六味地黄丸滋补肝肾，可是六味地黄丸的适应证，基本上是以盗汗遗精、耳鸣耳聋、囟门不合为主的肾虚证和以口燥咽干、消渴烦热为主的肺虚证，为什么不说是肺肾两虚呢？小补肝汤的治疗组方中，一定是要以辛味药为主导的，可六味地黄丸恰恰没有辛味药，怎么能叫作补肝呢？因为没有很好地传承汤液经法体系，没有很好地界定肝虚、肾虚和肺虚的定义，所以，方剂的功能主治描述出现了不统一的问题。

从汤液经法图的角度看，大补肺汤与增液汤、养阴清肺汤、百合固金汤和六味地黄丸的相同之处和不同之处，一目了然。说到底，无非就是辛、咸、甘、酸、苦的多少与配伍罢了。哪些方剂侧重于补肺，哪些方剂侧重于补肾，哪些方剂是纯补型的，哪些方剂是攻补兼施型的，哪些方剂适应证遗漏了肾虚的症状，哪些方剂并不具有补肝的作用……诸如此类问题，均可以在汤液经法体系中，得到完美解决，还可以运用汤液经法图进行调方和组方。

这些肺肾同补的常用方，基本上是以补肾为主，以补肺为辅。假如患者是肺虚为主，就增加酸味药的用量，减少苦味药的用量，减少辛味药的用量，减少甘味药的用量。

增加酸味药，提高了补肺的占比；减少苦味药，降低了补肾的占比；减少辛味药和甘味药，也相应降低了补肝和补脾的占比。大补肺汤中，为什么辛味药细辛只用一两呢？理论上看，辛味药是散肺的，肺虚证和肺实证都能够治疗，不会影响补泻的方向。那么，为什么不多用一些呢？原因在于，辛味药除了散肺，还可以补肝，如果想让这个方子固定在肺金区域，就不要用太多的补肝药，这就叫有主有次。

我们之前讲过这个道理，希望大家都能记住。只有五脏的补味药和泻味药，可能才是引领方剂主导方向的君臣药。化味药身份特殊，一药多用，一般不做本脏治疗的君臣药。

理解了这些内容，我们在组方时就不必死记硬背原方固有的剂量，也不必拘泥于原方固有的剂量配比，只要能够满足治疗所需，确定好主次关系，使主要功效的药味占比为主，次要功效的药味占比为辅就可以了。

例如，在养阴清肺汤中，若想增加补肺的作用，就增加酸味药五味子、山茱萸或石膏，或者提高酸味药麦冬用量到三钱。若想增加补肾的作用，就增加苦味药竹叶、黄连或黄芩，或者提高苦味药生地黄的用量到三钱。而甘味药甘草、辛味药薄荷和咸味药贝母，都只用一种，用量上保持在一钱以下，既不要超过苦味药，也不要超过酸味药。明确了养阴清肺汤的配伍结构，加减调方就简单了。

这就叫作原则中有灵活，灵活中有原则，也是一种真正的精准组方。这种精准组方的思路，只有汤液经法体系才有。

肾水虚实病证的临床表现

肾水虚实病证分为肾虚证和肾实证，其中，肾虚证是现在常用的病证术语，且根据阴阳的不同，分为肾阳虚证和肾阴虚证。《辅行诀》所说的肾虚证，是不是现在所说的肾虚证，具体分析如下。

在《辅行诀·辨肾脏病证文并方》中，明确记载了肾水虚实病证的症状表现，原文是："肾气虚则厥逆，实则腹满，面色正黑，泾溲不利。肾病者，必腹大胫肿，身重嗜寝。虚则腰中痛，大腹小腹痛，尻阴股膝挛，胻足皆痛。邪在肾，是骨痛，阴痹。阴痹者，按之不得。腹胀，腰痛，大便难，肩背项强痛，时眩仆。"

这一段记载中，明确为肾虚证表现的有"厥逆""腰中痛""大腹小腹痛""尻阴股膝挛""胻足皆痛"。重点在人身下半部分痛，包括腰部、腹部、臀部、膝部，还有小腿和脚。这些部位的疼痛，有一些是骨痛，如腰膝痛、小腿痛和尾骨痛等，还有一些可能是肌肉或软组织的疼痛或痉挛，如腹痛。

这一段记载中，明确为肾实证表现的有"腹满""面色正黑""泾溲不利"。其中，腹满症状，在脾实证里面也出现过。泾溲不利是小便不利，是肾司水液代谢的体现。

从这一段记载上，我们可以大致看到，肾虚证的表现以骨痛为主，肾实证的表现以小便不利为主（表23-1）。

表 23-1　肾水病证的临床表现（一）

虚　证	实　证	虚实证不确定
• 厥逆 • 腰痛，胻足皆痛；骨痛，阴痹 • 大腹小腹痛 • 尻阴股膝挛	• 面色正黑 • 泾溲不利 • 腹满；腹胀	• 胻肿 • 身重，嗜寝 • 大便难 • 肩背项强痛 • 时眩仆

我们再用大小补泻肾汤的适应证完善优化该表。

根据《辅行诀》原文记载，小补肾汤的适应证为"虚劳失精，腰痛，骨蒸羸瘦，小便不利，脉快者"，小泻肾汤的适应证为"小便赤少，少腹满，时足胻肿"，大补肾汤的适应证为"精血虚少，腰痛，骨痿，不可行走，虚热冲逆，头目眩，小便不利，脉软而快"，大泻肾汤的适应证为"小便赤少，时尿血，少腹迫满而痛，腰痛如折，耳鸣"。

我们先提炼一下小补肾汤证与大补肾汤证的共同点。其中，完全相同的症状，是"腰痛"和"小便不利"；十分相似的症状，是"虚劳失精"与"精血虚少"。由此可见，以腰痛为代表的骨痛，的确是肾虚证的典型表现。但并非肾实证会有水液代谢的问题，肾虚证也会有水液代谢的问题，即小便不利。造成这些症状的根本原因，应是精气虚衰。肾主先天，肾藏精，精气不藏，精气外泄太多或使用太多，则会出现精气虚衰的情况。

再看小泻肾汤证与大泻肾汤证。这两组症状非常像，都有"小便赤少"和"少腹满"。其中，小泻肾汤证还包含"足胻肿"，即足部和小腿的水肿浮肿。这其实是现代医学肾病一个非常经典的症状。很多肾病都会造成体内蛋白的丢失，而蛋白丢失之后，血浆和组织液之间的渗透压差会发生变化，水分会从血管里转移分布到组织间隙，造成浮肿。

依据大小补肾汤的适应证，我们再完善调整一下肾水虚实病证的临床表现（表23-2）。

表23-2　肾水病证的临床表现（二）

虚　证	实　证
● 虚劳失精 ● 腰痛，胻足皆痛；骨痛，阴痹；足痿，不可行走；尻阴股膝挛 ● 骨蒸羸瘦；虚热冲逆 ● 小便不利 ● 厥逆	● 足胫肿；身重嗜寝 ● 腹满；腹胀；少腹迫满 ● 面色正黑 ● 小便赤少，尿血 ● 耳鸣

上述两组症状是肾虚证和肾实证的代表性临床表现。肾藏精，肾主骨生髓，故肾虚证以精气虚衰所造成的虚劳、骨痛、足痿为主。肾主水液代谢，故肾实证以水液代谢紊乱，水饮内停造成的腹满、足胫肿和小便赤少为主。

肾水虚实病证均会造成小便问题，只不过，虚证描述为"小便不利"，实证则描述为"小便赤少"。

小便不利，就是小便不通畅。尿无力是一种不通畅，尿等待也是一种不通畅，尿不尽还是一种不通畅。造成小便不通畅的原因是肾气不足，是正常功能丧失所造成的问题。一般来看，随着年龄增长，肾气虚衰，60岁以上的中老年男性，尤其是伴有前列腺增生和前列腺肥大的，或多或少会有小便不利的问题。

而小便赤少，从字面意思就能知道，是小便黄赤和小便涩数的表现。也就是说，小便量少色黄。从现代医学角度看，尿路感染最容易出现小便赤少，也就是尿液浑浊颜色深，伴有尿急、尿频、尿痛，甚至尿血。尿路感染可能合并少腹迫满和腰痛，符合肾实证的特点。由此可见，大家可以从急性尿路感染的角度理解肾实证。

据前所述，从用法用量上看，《辅行诀》收载的五脏大小泻汤应该是用于急性病的，而五脏大小补汤则是用于慢性病的。这个结论用在肾水疾病中也是吻合的。

除了小便不利与小便赤少，骨蒸和虚热也是理解肾虚证最好的切入口。在五脏之中，只有肺金和肾水属阴，属于阴气主事的脏腑。肺虚会出现收降不利、阴虚阳亢，肾虚同样会出现阴虚阳亢，只不过肾虚所造成的阴虚，是真阴不足引起的，会造成虚热之象。

肺金虚造成的虚热，是烦热汗出、鼻干口渴；而肾水虚造成的虚热，是骨蒸潮热、盗汗失眠。所有的骨病，不管是骨痛、骨痿，还是骨蒸，都是肾水病证，应从肾水虚实的角度辨证论治。

腰痛是肾虚证的典型临床表现，因腰为肾之府，肾水的问题会在腰部表现出来，就像是肺金的问题会在胸部表现出来。但是，我们仍然需要注意，腰痛也有不同的表现形式，慢性的腰痛、时作时休的腰痛、在劳累后会加重的腰痛等都是肾虚型的腰痛。

但是，也有一些腰痛，可能不是肾虚证的表现。例如，大泻肾汤证记载的"腰痛如折"。这应该是一种剧烈的、急性发作的腰痛，造成这种腰痛的原因不仅仅是肾虚。或者说，对于这种腰痛，合并小便赤少的表现时，不是通过补肾就能治疗的。《辨证录》"腰痛门"记载了多种不同的腰痛，有的腰痛是肾虚，应以补肾为主；而有的腰痛是水湿盛，应以祛湿利水为主。

肾虚证和肾实证都会造成腰痛，我们需要根据腰痛发作的具体情况，以及患者本身合并的其他症状综合判断。

甘草，才是肾病要药

　　我们在平时谈论起中药的时候，有一种说法，叫作某某药是某某病治疗的要药。意思是说，在该病的治疗上，这味药是很重要的，功效很适合，效果也不错。

　　例如，连翘是疮家要药，意思是说，连翘对于疮痈肿毒的治疗很重要；黄芪是补气要药，意思是说，黄芪对于气虚证的治疗很重要。

　　本文讲肾病要药——甘草（图24-1）。

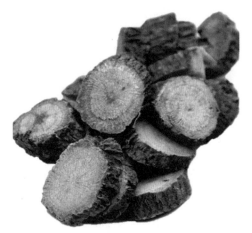

图24-1　甘草

　　首先，我们这里说的肾病，不是现代医学定义的肾病，而是传统中医定义的肾病；不是现代医学上以肾脏实体脏器病变为主的疾

141

病，而是传统中医学上以腰痛、小便不利为代表性症状的肾水病证。前文讲了肾水虚证的代表性症状是虚劳失精、腰痛足痿、骨蒸潮热和小便不利等，肾水实证的代表性症状是足胫肿、腹满、小便赤少和尿血等，以上述临床表现为主的疾病，都是传统中医学意义上的肾水病证。现代医学角度的肾脏病，与传统中医学角度的肾水病，两者是有关联的，也是有区别的。传统中医学角度的肾水病涵盖的范围更加广泛。

那么，我们为什么说甘草是肾病要药呢？其实，看看大小补泻肾汤的组方就知道了。

根据《辅行诀》的记载，小补肾汤的组方为地黄三两、竹叶三两、甘草三两和泽泻一两，配伍结构为"二苦一甘一咸"。小泻肾汤的组方为茯苓三两、甘草三两和黄芩三两，配伍结构为"二甘一苦"（图24-2）。大补肾汤的组方为地黄三两、竹叶三两、甘草三两、泽泻一两、桂枝一两、干姜一两和五味子一两，配伍结构为"二苦一甘一咸二辛一酸"。大泻肾汤的组方为茯苓三两、甘草三两、黄芩三两、大黄一两、芍药一两和干姜一两，配伍结构为"二甘一苦一咸一酸一辛"。

这四个方子中无论是补肾的还是泻肾的，均用到了甘草。在补肾汤中，甘草作为甘味泻肾药，以臣佐药的身份出现。在泻肾汤中，甘草作为甘味泻肾药，以君药的身份出现。在这四个方子中，甘草的用量均为三两，是第一梯队的用量，足以证明其重要性。简单地说，不论是肾水虚证还是肾水实证，甘草都是重要的组方用药。从这一点看，甘草应该是肾病的治疗要药。但是，可能有人会说，《中国药典》所载甘草并不归肾经，也没有治肾水病证的作用。

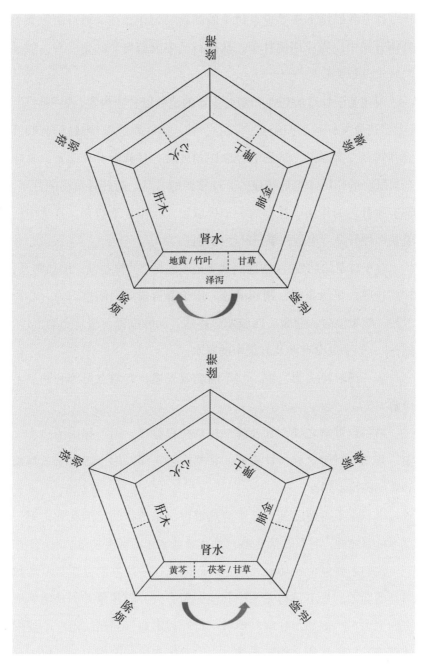

图 24-2 小补肾汤（上）和小泻肾汤（下）

这是我们接下来要重点讨论的问题。为什么在《辅行诀》大小补泻肾汤中广为应用的甘草，从现行《中国药典》的角度看，似乎与肾水没有关系呢？

现在关于甘草的药性和功能主治的记载以甘味为主，是平性药，《中国药典》标示的归经是"归心、肺、脾、胃经"，唯独没有归肝经和肾经。实际上，从汤液经法图角度看，甘味缓肝、泻肾，甘味药对肝肾的作用才是最明显的。桂枝汤的甘草、芍药甘草汤的甘草，都有缓肝急的作用。甘草的一个提取物，叫作甘草酸苷，其适应证就是慢性肝炎，也是甘草归肝经的明证。

对于甘草的功效，《中国药典》记载的是"补脾益气，清热解毒，祛痰止咳，缓急止痛，调和诸药。用于脾胃虚弱，倦怠乏力，心悸气短，咳嗽痰多，脘腹、四肢挛急疼痛，痈肿疮毒，缓解药物毒性、烈性"，似乎也没有涉及五脏中的肾水。

从"汤液经法图"讲，甘草的功效表述，有两点可解和两点不可解。

第一点可解之处，甘补脾，甘草补脾益气，用于脾虚倦怠和气短；第二点可解之处，甘缓肝，甘草缓急止痛，用于四肢挛急疼痛和缓解药物毒烈性。

第一点不可解之处，甘草清热解毒，是苦味的标准功效；第二点不可解之处，甘草祛痰止咳，是咸味或辛味的标准功效。

我们不要停留在功效表述上，而应该找一些方剂分析甘草清热解毒的功效，是不是与方剂中其他中药有关，而甘草并不是清热解毒的主力军。例如，甘草与地黄、竹叶和木通等同用，治疗小便淋涩疼痛和口舌生疮，如导赤散，方中发挥清热解毒作用的可以不是甘草。又如，《小儿卫生总微论方》甘草单味药治疗小儿尿血，生剉后煎煮服用，甘草发挥的作用可以不是清热解毒。由此可见，有可能在类似的清热方中，甘草实际上是作为甘味药在泻肾利尿，而非清热解毒。

对于甘草祛痰止咳的功效，我们也采取同样的方法来看。例如，治风寒咳嗽的三拗汤，甘草与麻黄、苦杏仁配伍；治风热咳嗽的桑菊饮，甘草与桑叶、苦杏仁、桔梗等配伍；治肺热咳喘的麻杏石甘汤，甘草与麻黄、石膏、苦杏仁配伍；治痰多咳嗽的二陈汤，甘草与半夏、橘红、茯苓配伍；治干咳少痰的沙参麦冬汤，甘草则与沙参、麦冬、桑叶等配伍。在类似的止咳方中，甘草实际上是作为甘味药在补气或利湿，而非止咳。

将这两个思路相结合，我们就会发现，甘草的确具有利水渗湿的作用，能用于小便赤少和咳嗽痰多，可能是利水渗湿作用的体现。只不过，我们在描述甘草功效的时候，往往把这个功效忽略了。

实际上，想证明甘草能够利水渗湿，治疗水饮疾病，不需要反推。仲景的苓桂术甘汤和甘遂半夏汤、叶天士对痰饮治疗的论述、吴鞠通治疗肿胀的医案，都能证明甘草与水肿治疗的联系。因此，甘草能够用于大小补泻肾汤是有道理的，是其甘味泻肾作用或说利水渗湿作用的体现。

从现代医学角度，甘草能够影响肾脏水液代谢，早已得到证实。只不过，从现代医学的研究来看，甘草的代谢产物具有类似肾上腺皮质激素作用，这种作用容易造成水钠潴留，引起水肿。从中医学角度看，历代医家都强调中满者不宜用甘草，并引申为呕吐和湿困肿满者不宜用。

如果从汤液经法图角度来看，答案是一目了然的。甘草是甘味药，具有泻肾作用，在大量使用甘味药后，会因泻肾过多造成肾虚。

肾虚的表现是虚劳失精、骨痛腰痛和足痿不行。过用甘草造成的高钠低钾状态，最经典的不良反应不是水肿，而是低钾血症引起的肌肉无力。从汤液经法体系看，甘味药过用会造成肾虚，引起肌肉无力和水肿。

甘味药除了泻肾，还能够补脾，对以呕吐腹满为主的脾实证患者来说，甘草是不适用的。这时应该用辛味药泻脾，如陈皮、半夏、藿香、砂仁、厚朴等，或用藿香正气水。脾实证为主的中满和呕吐，不适合用甘草，但脾虚气虚造成的中满和呕吐，是可以用甘草的。并非所有的中满都不能用甘草，脾虚型中满呕吐可以用甘草，脾实型中满呕吐不能用，应用辛味药藿香正气散。

服用甘草造成不良反应的原因，是甘草提取物的广泛应用。甘草作为一个中药饮片，其中成分是多种多样的，相互之间有牵制和平衡。但是，当被提纯为甘草酸苷、甘草次酸等活性成分之后，相互之间牵制和平衡没有了，偏性和烈性就会更明显。因此，中药提取物会定向放大本原中药的药性。

通过上述分析，我们确定了甘草能够归肾经，利水渗湿、治疗肾水病证的功效特点。具体地说，是甘草甘味泻肾的作用。正是这个定位和作用，让甘草能够在肾水病证的治疗上发挥功效。由于同时具有甘味补脾和甘味缓肝的作用，甘草在肝肾共病、脾肾共病的复杂疾病治疗上也能发挥功效。只不过，很多时候治疗肾病，我们不能单用甘草，而是要通过合理配伍，使得全方的补泻功效与患者的虚实病证相吻合，这就是药证相符。

大补肾汤与肾气丸的异同之处

第一次看到大补肾汤时，似乎有《伤寒杂病论》中肾气丸的影子，我们详细说说。

肾气丸，就是八味肾气丸，由地黄、山药、山茱萸、泽泻、茯苓、牡丹皮、桂枝和附子8味药组成，是张仲景《伤寒杂病论》的方子。需要注意，现在的中成药金匮肾气丸不是张仲景的肾气丸，是在八味肾气丸基础上，加了车前子和牛膝而成，是10味药组方。现在的中成药桂附地黄丸，才是张仲景的肾气丸。

从名称上看，肾气丸是补肾气的，治疗肾气虚。《金匮要略》原文记载"虚劳腰痛，少腹拘急，小便不利者，八味肾气丸主之"。大家看看肾水虚实病证的表现，虚劳、腰痛和小便不利是典型的肾虚证表现，少腹迫满和腹胀是典型的肾实证表现。肾气丸不是一个单纯的补肾气方，而是一个攻补兼施的方子，补肾之中兼有泻肾。

既然肾气丸是补肾气的方子，那么所用之药应当以补肾为主，但是，肾气丸的用药，有几个难以理解之处。

例如，为什么要用桂枝？在中药学的分类中，桂枝是解表药，发汗解表，温通经脉。肾气丸以补肾气为主，是补益方，为什么要用解表药呢？难以理解。

又如，为什么要用茯苓？在中药学的分类中，茯苓是利水药，利水渗湿，兼有健脾宁心作用。肾气丸以补肾气为主，是补益方，为什么要用利水渗湿药呢？

再如，为什么要用牡丹皮？在中药学的分类中，牡丹皮是清热药，清热凉血，活血化瘀。肾气丸以补肾气为主，是补益方，为什么要用清热凉血药呢？

其实，最不能理解的，是鹿茸、淫羊藿、杜仲、龟甲、菟丝子、巴戟天、仙茅等补肾药不用，却用了上述药物。如果不将该方的配伍原理搞清楚，是很难说服自己的。

在看到大补肾汤之后，我终于理解了肾气丸的组方。接下来，我们详细比较一下两方。

大补肾汤的组方是地黄三两、竹叶三两、甘草三两、泽泻一两、桂枝一两、干姜一两和五味子一两，一共是7味药，配伍结构为"二苦一甘一咸二辛一酸"。其中，"二苦一甘一咸"是小补肾汤，苦味补肾，甘味泻肾，咸味润肾。而增加的"二辛一酸"是补肝方，辛味补肝，酸味泻肝（图25-1）。

为什么要在补肾方基础上加补肝方呢？肝木为肾水之子，子能令母实，补肝可以帮助补肾。大补肾汤的组方用药，以苦味和甘味为主，用量为三两为大；以辛味和酸味为辅，用量为一两为小。从用量角度看，大补肾汤"二苦一甘一咸二辛一酸"的总量配比为6：3：1：2：1。

肾气丸由8味药组成，分别是地黄八两、山药四两、山茱萸四两、泽泻三两、茯苓三两、牡丹皮三两、桂枝一两和附子一两，配伍结构为"二苦二甘一咸二辛一酸"（图25-2）。

从组方药味上看，肾气丸比大补肾汤多用了一个甘味药，大补肾汤是甘草，而肾气丸是山药和茯苓。其余的苦味药、辛味药、酸味药和咸味药的药味个数都是相同的。

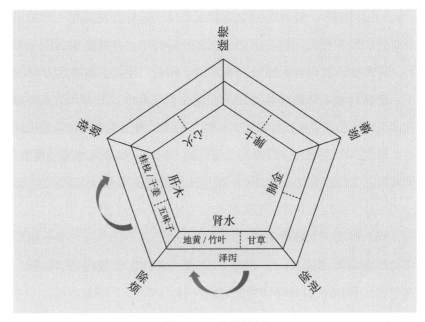

图 25-1　大补肾汤

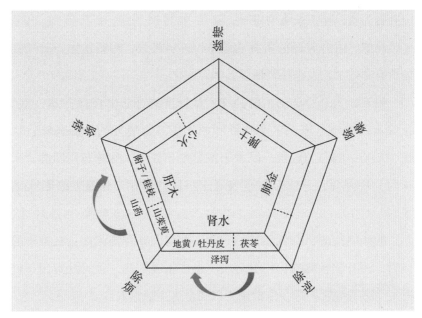

图 25-2　肾气丸

从用量上看，肾气丸的组方明显降低了苦味药的用量，增加了甘味药和酸味药的用量。例如，在大补肾汤中，苦味药地黄用量最高，但苦味药牡丹皮的用量只有三两，用量并不高。且在大补肾汤中，酸味药和辛味药是同等用量，但在肾气丸中，酸味药山茱萸用到四两，远远高于桂枝和附子的一两。再者，肾气丸中的甘味药用量也比较大，山药用到了四两，茯苓用到了三两。如果从用量角度看，则肾气丸"二苦二甘一咸二辛一酸"的总量配比为 11：7：3：2：4。这还不算，山药也兼有一定的酸味。

综上所述，大补肾汤的配伍结构是"二苦一甘一咸二辛一酸"，各药味总量配比为 6：3：1：2：1，肾气丸的配伍结构是"二苦二甘一咸二辛一酸"，各药味总量配比为 11：7：3：2：4。

由此，我们可以得到以下结论。

第一，大补肾汤是以补肾为主，补泻兼施的方子，肾气丸也是以补肾为主，补泻兼施的方子。

第二，大补肾汤的所有功效中，补肾最强，泻肾次之。肾气丸的所有功效中，也是补肾最强，泻肾次之。

第三，大补肾汤的治肝药味，是标准的补肝组合，"二辛一酸"且等量，总体上表现出辛味补肝的作用。肾气丸的治肝药味，也是"二辛一酸"的配伍，但由于用量差异较大，酸味药用四两，辛味药只用一两，总体上似乎表现出泻肝的作用。这是两者最大的不同。

酸味能泻肝，也就能补肺。肾气丸与大补肾汤相比，在补肾的同时，泻肝和补肺的作用更突出。也许正因如此，肾气丸常用于以肝实为主的少腹拘急，也常用于以肺虚为主的消渴。

讲到这里，大家就明白，大补肾汤和肾气丸的区别在辛味药和酸味药的比例。当然，不同辛味药的药力不同，一两的附子与一两的山茱萸，其辛味和酸味的强度可能不一样。这就涉及更复杂的问题，在此不展开叙述。我们需要知道的是，酸味药在肾气丸中的占比更高。其实，辛味药和酸味药都不是补肾或泻肾的药味，而是治肝或者治肺的药味。正是这两个不直接与肾水治疗相关的药味，却与另一个常用概念密切相关，即肾阴和肾阳（图 25-3）。

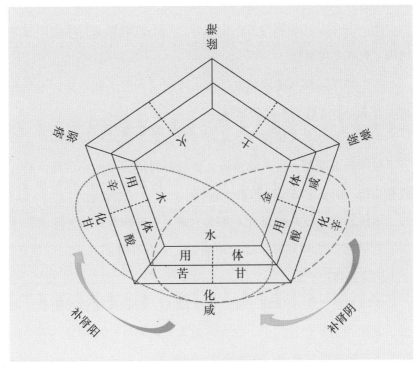

图 25-3　肾阴和肾阳

众所周知，现在临床上更常用的概念，不是肾气虚，而是肾阴虚和肾阳虚，选用补肾药时要注意区分补肾阴和补肾阳。从汤液经法图角度看，辛补肝，肝木主升阳，故补肾阳其实是在补肾的同时合并补肝；酸泻肝补肺，肺金主收敛，故补肾阴其实是在补肾的同时合并补肺。因此，补肾阳和补肾阴，并不是补肾中的阴阳，而是在补肾的同时，是合并补肝或补肺，是合并功效的脏腑定位不同。或者说，辛味药补肝，是补肾阳的代表药，而酸味药补肺，是补肾阴的代表药。

桂附地黄丸用了八味肾气丸的原方，包含有辛味药桂枝和附子，是以补肾阳为主的中成药。

金匮肾气丸在八味肾气丸基础上增加了甘味的车前子和苦甘味的牛膝，也是以补肾阳为主的中成药，只不过增加了甘味药泻肾的比例，利水之功更强。

济生肾气丸在八味肾气丸基础上增加了车前子和牛膝，也是补肾阳为主，而泻肾利水之功更强。

六味地黄丸在八味肾气丸基础上减去了辛味药桂枝和附子，留下了酸味药山茱萸。故六味地黄丸是以补肾阴为主的中成药，补肾兼有补肺，用于虚热消渴和盗汗潮热。

知柏地黄丸在八味肾气丸基础上减去了辛味药桂枝和附子，增加了苦味药黄柏和知母。故知柏地黄丸是以补肾阴为主的中成药，且养阴清热作用更强。

麦味地黄丸在八味肾气丸基础上减去了辛味药桂枝和附子，增加了酸味药麦冬和五味子。故麦味地黄丸也是以补肾阴为主的中成药，而且酸味补肺收敛、止渴生津作用更强。

杞菊地黄丸也是在八味肾气丸基础上减去了辛味药桂枝和附子，增加了苦味药枸杞和辛苦兼有的菊花。故杞菊地黄丸是以补肾阴为主的中成药，且清热疏风的作用更强。

通过《辅行诀》所载汤液经法体系，我们可以将补肾阳转化为补肾合并补肝，将补肾阴转化为补肾合并补肺，以此来识方解方。

补肾阳的中成药含有辛味补肝中药，在补肾时兼有补肝的方子，如桂附地黄丸、济生肾气丸、金匮肾气丸等。而补肾阴的中成药不含有辛味补肝中药，而含有酸味补肺中药，在补肾时兼有补肺的方子，如六味地黄丸、知柏地黄丸、麦味地黄丸、杞菊地黄丸等。

详解二旦汤

二旦汤，就是小阳旦汤、大阳旦汤、小阴旦汤和大阴旦汤。本文内容，记载在《辅行诀》的《二旦四神大小汤》这一节中。其中，"二旦"指的是阳旦和阴旦，"四神"指的是青龙、白虎、朱雀和玄武。

在这一节的开始，陶弘景描述了自己摘录这些方剂的原因，原文："弘景曰：外感天行，经方之治，有二旦、六神大小等汤。昔南阳张机，依此诸方，撰为《伤寒论》一部，疗治明悉，后学咸尊奉之。山林僻居，仓卒难防，外感之疾，日数传变，生死往往在三五日间，岂可疏忽。若能深明此数方者，则庶无蹈险之虞也，今亦录而识之。"

由此可见，陶弘景收录二旦、四神诸汤的目的，在于为居住在偏僻山林中的"学道之辈"，治疗"仓卒难防，外感之疾"提供参考。换句话说，学道的弟子们感冒着凉了，就可以遵照这几个方子进行治疗。

在这一节的最后，陶弘景又说："阳旦者，升阳之方，以黄芪为主；阴旦者，扶阴之方，以柴胡为主；青龙者，宣发之方，以麻黄为主；白虎者，收重之方，以石膏为主；朱鸟者，清滋之方，以鸡子黄为主；玄武者，温渗之方，以附子为主。此六方者，为六合之正精，升降阴阳，交互金木，即济水火，乃神明之剂也。张机撰《伤寒论》，避道家之称，故其方皆非正名也，但以某药名之，以推主为识耳。"

由此可见，二旦、四神汤是各有各的功效特点，各有各的君药。阳旦汤升阳，以黄芪为主；阴旦汤扶阴，以柴胡为主；青龙汤宣发，以麻黄为主；白虎汤收重，以石膏为主；朱鸟汤清滋，以鸡子黄为主；玄武汤温渗，以附子为主。这是几个很重要的方子和中药。

这一节的两段原文，还传递给我们一个非常重要的信息，即《伤寒杂病论》很可能是张仲景在参考借鉴《汤液经法》的基础上撰写而成的，且为了避开道家称谓，修改了很多方剂的名称，重新用方中主药的药名来命名。例如，桂枝汤、乌梅丸、黄芩汤、栀子豉汤、麻杏石甘汤等，可能原来都不是这个名字，而是张仲景用药名给方剂重新命名的结果。其中，桂枝汤是小阳旦汤重新命名的结果，黄芩汤是小阴旦汤重新命名的结果。

小阳旦汤，根据《辅行诀》的记载，由桂枝三两、芍药三两、生姜二两、甘草二两和大枣十二枚组成，能够用于"天行发热，自汗出而恶风，鼻鸣干呕"。其中，桂枝味辛，芍药味酸，生姜味辛，甘草和大枣味甘，这是配伍结构为"二辛一酸二甘"的方剂。从用量上看，辛味药用量最大，酸味药和甘味药次之。根据汤液经法图，辛补肝，酸泻肝，甘缓肝，显然是一个定位在肝木的治疗方剂，功效特点是以补肝为主的补泻兼施；甘味可以补脾，辛酸化甘也能补脾，辛味可以泻脾，也是一个可以定位在脾土的治疗方剂，功效特点是以补脾为主的补泻兼施。简单来说，小阳旦汤是补肝兼有补脾的方剂，补肝升阳，补脾增强四维运化之力。所谓阳旦，太阳从地平面以下初升，上面是木气之升，下面是土，恰好木土两补。

小阴旦汤，由黄芩三两、芍药三两、生姜二两、甘草二两和大枣十二枚组成，能够"治天行身热，汗出，头目痛，腹中痛，干呕，下利"。其中，黄芩味苦，芍药味酸，生姜味辛，甘草和大枣味甘，这是配伍结构为"一苦一酸一辛二甘"的方剂。从用药数目和用量上看，甘味药最大，酸味药和苦味药次之，辛味药最少。根据汤液经法图，甘补脾，辛泻脾，苦燥脾，是一个可以定位在脾土的方剂，功效特点是以补脾为主，补泻兼施；酸味补肺，辛味散肺，"一酸一辛"的配伍组合恰好构成补肺的功效，也是一个可以定位在肺金的方剂，功效特点是单纯的补肺。简单来说，小阴旦汤是补肺兼有补脾的方剂，补肺养阴，补脾还是增强四维运化之力。所谓阴旦，太阳从天上即将落入地下，上面是降气之金，下面是土，恰好金土两补。

综上所述，小阳旦汤是肝脾两补，小阴旦汤是肺脾两补（图26-1）。

也许有人会问，小阴旦汤的"一酸一辛"的结构，也是泻肝的配伍结构，为什么不说小阴旦汤具有泻肝的作用呢？其实很简单，酸味既是泻肝的主味，也是补肺的主味，泻肝同时补肺。但是从补肺的角度，小阴旦汤的功效更好理解，因为这个时候已经到了傍晚，正好是肺金所应之时。因此，小阴旦汤补肺与小阴旦汤泻肝，虽然是一回事，但前者更好理解，更能与阴旦的时辰对应上。

也许还有人会问，小阳旦汤与小补肝汤很像，都是"辛-酸-甘"的配伍结构，为什么小补肝汤是补肝，而小阳旦汤是肝脾两补呢？我们在讲小补肝汤时，重点分析了方中各味中药的用量，桂枝和生姜是三两，五味子是三两，大枣是十二枚。十二枚大枣究竟有多重，这个话题会有争议。在小阳旦汤中同样有十二枚大枣，还新增了二两甘草。小阳旦汤中甘味药的占比，要高于小补肝汤中甘味药的占比。甘味药具有补脾的作用，一个方子中甘味药的比例越高，其补脾的作用越突出。小阳旦汤甘味药占比较高，具有更明显的补脾作用，可谓肝脾两补。

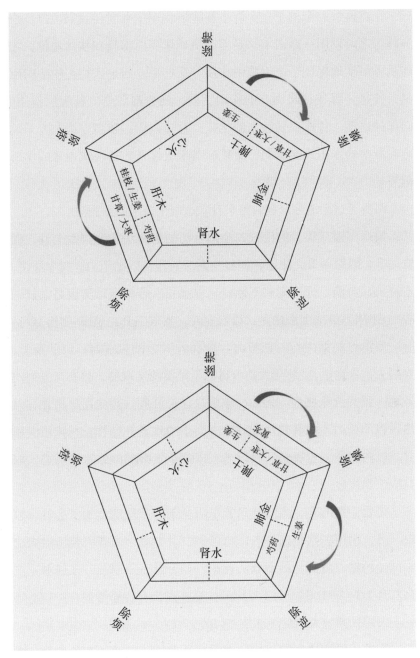

图26-1　小阳旦汤和小阴旦汤的汤液经法图解

我们再举一个例子。在讲小补脾汤和理中丸时，我们说过，小补脾汤之所以用一两白术，是因为使苦味药白术处在从属地位，才能最大限度地保证全方治脾的作用。反过来，如果增加苦味药的用量，苦味补肾或苦味泻心的作用更强，就会削弱全方补脾的作用。同样的道理，甘味只是肝木的化味，甘味药用得越多，这个方子锚定在肝木的作用则会越弱，而甘味本味所具有的补脾或泻肾的作用越强。

明白了这个道理，我们再来看看这两个方子的煎服法。

根据《辅行诀》的记载，小阳旦汤的煎服法为"以水七升，煮取三升，温服一升，服已，即啜热粥饭一器，以助药力。稍令汗出，不可大汗流漓，汗出则病不除也，取瘥止。若不汗可随服之，日三服"。小阴旦汤的煎服法为"以水七升，煮取三升，温服一升，日三服。服汤已，如人行三四里时，令病人啜白酨浆一器，以助药力，身热去，自愈也"。助药力的食材，不是随便选取的，也有与方剂功效一致的五味属性。例如，小阳旦汤补肝脾，药味用辛用甘，以热稀饭助药力，取其热性和甘味。而小阴旦汤补肺脾，药味用酸用甘，以白酨浆，也就是一种以米饭或蔬菜发酵的酸浆水助药力，取其酸味和甘性。

需要注意的是，小阳旦汤和小阴旦汤的煎取法，加水七升，煎取三升，服用三次。这一点，与第十二讲中总结的五脏补汤煎取法不同。根据五脏补汤的煎取法规律，如果最后煎取三升，加水应该是八升（$3 \times 2+2=8$），而不是七升。这一点，有待思考。

大阳旦汤与大阴旦汤也是类似的。

根据《辅行诀》的记载，大阳旦汤由黄芪三两、人参三两、桂枝三两、生姜三两、甘草二两、芍药六两、大枣十二枚和胶饴一升组成，其中，黄芪味甘、辛，人参、甘草、大枣和胶饴味甘，桂枝和生姜味辛，芍药味酸。全方的配伍结构是"五甘三辛一酸"，是以甘味补脾为主，以辛味补肝和酸味泻肝为辅的治疗方，也可以称肝脾两补，但侧重点在补脾而非补肝（图26-2）。

大阳旦汤的适应证是"治凡病汗出不止，气息惙惙，身劳力怯，恶风凉，腹中拘急，不欲饮食，皆宜此方。若脉虚大者，为更切证也"。气息弱，倦怠乏力，没有食欲，一派中焦虚象，再加上汗出和腹中拘急，就是肝脾同病。可见，大阳旦汤是小阳旦汤的升级版，增强了补脾之功。

同理，根据《辅行诀》的记载，大阴旦汤由柴胡八两、人参三两、黄芩三两、生姜三两、甘草二两、芍药四两、大枣十二枚和半夏一升组成，其中，柴胡味酸、辛，人参、甘草和大枣味甘，生姜和半夏味辛，黄芩味苦，芍药味酸。全方的配伍结构是"三甘二酸二辛一苦"，是在小阴旦汤"二甘一苦一酸一辛"基础上，增加了"一甘一酸一辛"而来的。增加的甘味人参是补脾的，酸辛兼有的柴胡是退热除烦的，辛味半夏是除痰止咳的。可知，大阴旦汤的定位还是在补肺脾（图26-3）。

大阴旦汤的适应证是"治凡病头目眩晕，咽中干，每喜干呕，食不下，心中烦满，胸胁支痛，往来寒热"。干呕和食不下是脾土病，可以是脾虚也可以是脾实；咽干、烦满和胸胁支痛是肺金病，是典型的肺虚表现；头目眩晕是肝木虚证的表现，但调肺金就能调肝木。往来寒热是半表半里证，可能是脾土病的表现，虚实证不确定。这些症状的组合也是肺脾同病。只不过，这个病不是简单的虚证，而是比较复杂的虚实夹杂证。可知，大阴旦汤也是小阴旦汤的升级版，增强肺脾两脏的补泻兼施之功。

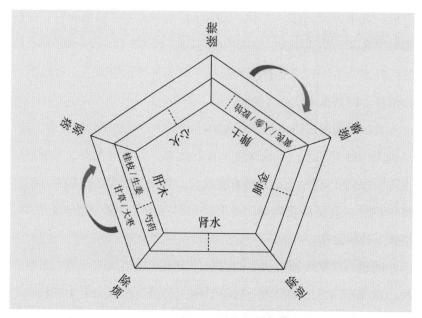

图 26-2　大阳旦汤的汤液经法图解

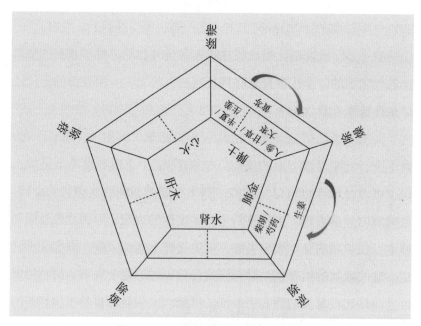

图 26-3　大阴旦汤的汤液经法图解

　　这样理解大小二旦汤，无论是从组方用药还是从适应证角度，都能得到很好的解释。

　　大小二旦汤讲完后，有点中医方剂基础的老师就会发现，这4首方子似曾相识。除了前文所说的小阳旦汤与桂枝汤、小阴旦汤与黄芩汤很接近之外，大阳旦汤与黄芪建中汤、大阴旦汤与小柴胡汤也是非常接近的。综上所述可以认定这些名称不同的方剂，应该具有相同的来源。

第二十七讲 《辅行诀》的大小青龙汤不是《伤寒论》的大小青龙汤

　　《辅行诀》这本敦煌遗书不仅转载了汤液经法体系的内容，而且对于研究仲景经方也具有非常重要的意义。单是《辅行诀》中记载的这些方剂，就是对仲景经方研究的绝好补充与印证。上一讲综合而言，仲景的桂枝汤、黄芩汤、黄芪建中汤、小柴胡汤，与小阳旦汤、小阴旦汤、大阳旦汤、大阴旦汤十分接近，很可能具有相同的渊源。

　　我们再讲8首方剂，亦能得到同样的结论。这8首方剂分别是小青龙汤、大青龙汤、小白虎汤、大白虎汤、小朱雀汤、大朱雀汤、小玄武汤和大玄武汤。

　　看到这里，大家会说《伤寒杂病论》也有小青龙汤、大青龙汤和白虎汤，但是没有朱雀汤、玄武汤。是的，在看到《辅行诀》所载的方剂之前，我们的想法是，有青龙汤，那就是有；没有朱雀汤，那就是没有。但是，在看到《辅行诀》记载的二旦、四神汤之后，我们才恍然大悟，既然有青龙汤，就应该有白虎汤、朱雀汤和玄武汤。既然有大小青龙汤，就应该有大小白虎汤、大小朱雀汤和大小玄武汤。四方、四象、四季是对应的，这是一个完整的逻辑（图27-1），不能只有东方而没有西方，只有春天而没有冬天，这是一个基本的常识。

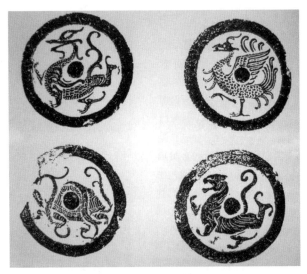

图 27-1 四神

据上分析，我们就可以进一步得到结论，现在看到的张仲景《伤寒杂病论》是存在问题的，要么是不完整，要么是仲景将很多方剂改名了。按照《辅行诀》中陶弘景的说法，是张仲景将其中很多方剂改名了，改名的原因是"避道家之称"。但是，这种改名不彻底，也不成体系，原有的对应关系和生克关系，在改名之后完全看不出来了。我们复盘一下《辅行诀》的大小四神汤。

首先，讲小青龙汤和大青龙汤。

关于这两个方子，我们需要知道的第一点是，《辅行诀》的小青龙汤和大青龙汤，不是张仲景《伤寒杂病论》的小青龙汤和大青龙汤。

《辅行诀》的小青龙汤，由麻黄三两、杏仁半升、桂枝二两和甘草一两半组成，配伍结构为"二辛一苦一甘"，治疗"天行发热，恶寒，汗不出而喘，身疼痛，脉紧"。在《伤寒杂病论》里对应麻黄汤，发汗解表，疏风散寒，用于治疗风寒表实证和风寒犯肺证。

　　《辅行诀》的大青龙汤，由麻黄三两、细辛三两、芍药三两、甘草三两、桂枝三两、干姜三两、五味子半升和半夏半升组成，配伍结构为"五辛二酸一甘"，治疗"天行，表不解，心下有水气，干呕，发热而喘咳不已"。在《伤寒杂病论》里对应小青龙汤，解表散寒，温肺化饮，用于治疗外寒里饮证和寒饮郁肺证。

　　《伤寒杂病论》的大青龙汤其实是在麻黄汤，也就是《辅行诀》的小青龙汤基础上，增加了生姜、大枣和石膏而成，增加的药味是"一辛一酸一甘"。

　　听起来很拗口，但是其中的规律很明显。小青龙汤是 4 味中药组成，以辛味为主；而大青龙汤药味数要更多，但增加的药味也不离辛味、酸味和甘味。

　　无论是哪本书记载的哪个青龙汤，都是以治疗肝木病证为主的。肝德在散，以辛补之，以酸泻之，以甘缓之，故青龙汤都是以辛味为主，增强肝木发散之用的方子。区别在于，酸味药与甘味药的用量。

　　其中有一味需要关注的中药，杏仁（图 27-2）。杏仁不是辛味药，也不是酸味药，而是苦味药。麻黄汤、《辅行诀》的大青龙汤、《伤寒杂病论》的大青龙汤等方子具有比较好的止咳平喘作用，是因为苦杏仁与甘草联用，苦甘化咸泻肺，用于肺实喘咳。

　　含有苦杏仁的麻黄汤比不含有苦杏仁的桂枝汤，具有更明显的宣肺平喘止咳之功。

　　其次，讲小白虎汤和大白虎汤。

　　《辅行诀》的小白虎汤，由石膏如鸡子大、知母六两、甘草二两和粳米六合组成，配伍结构为"一酸一苦二甘"，治疗"天行热病，大汗出不止，口舌干燥，饮水数升不已，脉洪大"。在《伤寒杂病论》里对应白虎汤，清热生津，用于阳明热盛证。

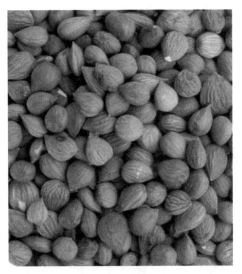

图 27-2　苦杏仁

《辅行诀》的大白虎汤，由石膏如鸡子大、麦冬半升、甘草二两、粳米六合、半夏半升、生姜二两和竹叶三大握组成，配伍结构为"二酸二辛一苦二甘"，治疗"天行热病，心中烦热，时自汗出，舌干，渴欲饮水，时呷嗽不已，久不解"。

在《伤寒杂病论》中，大白虎汤与竹叶石膏汤相接近，是竹叶石膏汤去人参加生姜而成。大白虎汤是一首清热生津的方子，而竹叶石膏汤也是一首清热生津、益气和胃的方子。

《辅行诀》的大小白虎汤，在《伤寒杂病论》中以白虎汤和竹叶石膏汤之名保留下来。这些方剂都是以酸味药石膏为主，区别在于，兼有的补脾或补肾的作用强弱不同。

需要注意的是，石膏的药味《中国药典》记载为甘、辛味，但是石膏并没有补脾益气，或泻肾利水，或补肝解表，或泻脾祛湿的功效。相反，石膏的主要功效是清热生津，治疗热病烦渴，这是酸味药的作用，补肺止渴，收心止烦。

165

然后，看小朱雀汤和大朱雀汤。

《辅行诀》的小朱雀汤，由鸡子黄二枚、阿胶三锭、黄连四两、黄芩二两和芍药二两组成，配伍结构为"一咸一酸二苦一甘"，治疗"天行热病，心气不足，内生烦热，坐卧不安，时下利纯血如鸡鸭肝"。在《伤寒杂病论》里对应黄连阿胶汤，清热养阴，交通心肾，用于心肾虚热证。

《辅行诀》的大朱雀汤，由鸡子黄二枚、阿胶三锭、黄连四两、黄芩二两、芍药二两、人参二两和干姜二两组成，配伍结构为"一咸一酸二苦二甘一辛"，治疗"天行热病，重下恶毒痢，痢下纯血，日数十行，赢瘦如柴，心中不安，腹中绞急，痛如刀刺"。在《伤寒杂病论》中，含有鸡子黄（图27-3）的方子共有3首，除了黄连阿胶汤，还有百合鸡子黄汤和排脓散。百合鸡子黄汤由百合和鸡子黄组成，排脓散由枳实、芍药、桔梗和鸡子黄组成，均与大朱雀汤相去甚远。因此，《辅行诀》的大朱雀汤，在《伤寒杂病论》中没有与之对应的方剂。

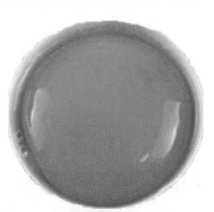

图27-3　鸡子黄

虽然没有找到对应的方剂，但从组方配伍角度看，大朱雀汤其实是在小朱雀汤基础上，增加了甘味药人参和辛味药干姜而成，主治证是血痢，也就是下血。我们在讲大泻脾汤时曾说，赤白下利是心火与脾土共病的表现，下血是心火病证的表现。

这个结论在此处依然合适，只不过，小朱雀汤是以补心为主、补泻兼施的方剂，治疗的是心火。增加甘味药和辛味药的大朱雀汤，就成了一个心脾同治的方剂，用于以虚证为主、虚实夹杂的心脾同病，以下血伴有羸瘦、心中不安为主要适应证。

最后，看小玄武汤和大玄武汤。

《辅行诀》的小玄武汤，由茯苓三两、芍药三两、白术二两、干姜二两和附子一枚组成，配伍结构为"二苦一甘一辛一酸"，治疗"天行病，肾气不足，内生虚寒，小便不利，腹中痛，四肢冷者"。在《伤寒杂病论》里对应是真武汤，温阳利水，用于阳虚水泛证。

《辅行诀》的大玄武汤，由茯苓三两、白术二两、附子一枚、芍药二两、干姜二两、人参二两和甘草二两组成，配伍结构为"二苦三甘一辛一酸"，治疗"肾气虚疲，少腹中冷，腰背沉重，四肢冷，小便不利，大便鸭溏，日十余行，气惙力弱者"。大玄武汤，实际上是在真武汤基础上，增加了人参和甘草2个甘味药而成。甘味既能补脾益气，也能泻肾利水。增加人参和甘草的大玄武汤，一方面增强了补气之功，用于气惙力弱和大便溏；另一方面增强了泻肾之功，用于小便不利和水肿。

到此为止，我们简单学习了《辅行诀》所载的大小四神汤。需要注意的是，与前面的五脏大小补泻汤不同，从小四神汤进阶为大四神汤的配伍规律，并不一致。有时，大汤会引入小汤没有的药味，如大白虎汤引入小白虎汤没有的辛味；有时，大汤会减少小汤的药味，如大青龙汤减去了小青龙汤的苦味；有时，大汤会拓展治疗脏腑，如大朱雀汤增加了治疗脾土的辛味和甘味；有时，大汤也只是增加治疗原有脏腑的药味数，如大玄武汤只增加了小玄武汤中的甘味药数量。从用量上看，大小四神汤的配伍用量也呈现出更为多样和复杂的特点，不如五脏大小补泻汤的主次清晰。这些疑惑，有待未来继续探讨研究。

五脏救误汤里面的五行生克

五脏救误汤是指《辅行诀》中，紧跟在五脏大小补泻汤之后所记载的 5 首方剂。在不同的《辅行诀》抄本中，这 5 首方剂的名称不一样，在范志良抄本中为泻肝汤、泻心汤、泻脾汤、泻肺汤和泻肾汤。

在记录这 5 首方剂之前，陶弘景介绍了这 5 首方剂的基本情况。原文为："陶曰：又有泻方五首，以救诸病误治，致生变乱者也。"意思是说，这 5 首方剂是疾病误治错治之后的救急方。

1. 泻肝汤

救误用吐法。其人神气素虚，有痰澼发动，呕吐不止，惊烦不宁方。

枳实、芍药、代赭石、旋覆花、竹叶各三两

以水七升，煮取三升，温分再服。

2. 泻心汤

救误用清下。其人阳气素实，外邪乘虚陷入，致心下痞满，食不下，利反不止，雷鸣腹痛方。

黄连、黄芩、人参、甘草、干姜各三两

以水七升，煮取三升，温分再服。

3. 泻脾汤

救误用冷寒，其人阴气素实，卫气不通，致腹中滞胀，反寒不已方。

附子、干姜、麦冬、五味子、旋覆花各三两

以水七升，煮取三升，温分再服。

4. 泻肺汤

救误用火法。其人血素燥，致令神识迷妄如痴，吐血、衄血、胸中烦满，气结方。

葶苈子、大黄、生地黄、竹叶、甘草各三两

以水七升，煮取三升，温分再服。

5. 泻肾汤

救误用汗法。其人阳气素虚，致令阴气逆升，心中悸动不安，冒，汗出不止方。

茯苓、甘草、桂枝、生姜、五味子各三两

以水七升，煮取三升，温分再服。

此处所讲的泻五脏，与五脏大小补泻汤的泻五脏，似乎有一些不同。

第一，主要症状表现不同。前面讲过的大小泻肝汤主治证是胁下痛、少腹痛、头痛、恚怒等，而五脏救误汤的泻肝汤主治证是痰澼发动、呕吐不止和惊悸不宁。

痰澼可能是痰癖的同义词。痰癖是由于水饮停滞于胁下而造成的胸胁胀满疼痛，《圣济总录》记载为"由三焦气不升降，水饮停滞，流于胁下，寒气乘之。则令胁肋坚胀，按之有水声，有时而痛，妨害食饮，久不治，令人羸瘦，故谓之痰癖"。由此可见，痰澼的确有胁肋胀痛的表现，属于肝实证的范畴。

呕吐不止，并不是肝实证的典型表现，而是脾土病的典型表现，脾虚证和脾实证都有呕吐的表现，需要根据呕吐的性质区分。急性呕吐，一般以脾实证为主。

惊悸不宁也不是肝实证的典型表现，而是心火病证。一般的心悸心慌，心虚证和心实证都会出现，但如果以惊为主，以虚烦为主，则是虚证的概率更大。

五脏救误汤的泻肝汤，并不是一个治疗典型肝实证的方子，它的适应证既有肝木实证的表现，也有脾土和心火疾病的表现。

其他的几首救误汤，泻心汤、泻脾汤、泻肺汤和泻肾汤也有同样的情况。

泻心汤适应证的心下痞满和下利，是典型的脾土病证表现。泻脾汤适应证的腹中滞胀，也有脾土和肺金病证的影子。泻肺汤适应证的吐血衄血，是典型的心火病证表现。泻肾汤适应证的心中悸动不安和汗出，又有心火和肝木病证的影子。

第二，组方配伍结构不同。前面讲过的大小泻肝汤，组方配伍结构是很清晰的。小泻肝汤就是泻肝，或者说以泻为主，泻中有补，在用药上，以2个酸味药为主，1个辛味药为辅，构成"二酸一辛"的配伍结构。大泻肝汤是以泻肝为主、治肾为辅，在小泻肝汤的基础上，增加了1/3用量的苦味药、咸味药和甘味药而成，整个方子的主导药味依然是以酸味和辛味为主。而五脏救误汤的泻肝汤，组方配伍结构就不是很清晰。

虽然泻肝汤里有枳实和芍药，是经典的酸味泻肝药，但除了枳实和芍药之外，代赭石、旋覆花和竹叶三味药是"二咸一苦"的结构，是典型的补心配伍。在这首泻肝汤里，枳实、芍药、代赭石、旋覆花和竹叶是等量的，都是三两。这使得整个方子在肝木和心火的治疗上没有明显的主次关系，甚至治疗心火的"二咸一苦"用药，多于治疗肝木的"二酸"用药。枳实、芍药、代赭石、旋覆花和竹叶的等量配伍用药，怎么分析都不是单纯的泻肝方。

如果我们不局限于这个方剂的名称，而是可以直接从药味的角度看，就会得到一些其他的结论。从全方配伍角度看，枳实和芍药是酸味，代赭石和旋覆花是咸味，竹叶是苦味，构成了"二咸二酸一苦"的结构。关于这样的配伍结构，可以做如下解读：其一，咸补心，苦泻心，酸收心，故该方可以是一首以补为主、补泻兼施的补心方，用于治疗以虚为主、虚实夹杂的心火病证。当然，需要方中收心的酸味药比较多。其二，咸泻肺，酸补肺，咸味药和酸味药可以构成治肺的配伍结构，故该方是一首有补有泻、补泻兼施的肺金治疗方。其三，按照咸酸化辛的五味配伍化合关系，方中咸味药和酸味药可以配伍转化，表达出辛味药的作用。辛泻脾、苦燥脾，辛味药和苦味药可以构成一首泻脾方。其四，如果按照苦咸化酸的五味配伍化合关系，方中苦味药和咸味药也可以配伍转化，表达出酸味药的作用，增强酸味泻肝的作用，形成一首泻肝方。当然，这种转化是不完全的，因为方中咸味药多，苦味药少。

"二咸二酸一苦"的配伍结构可以有这么多的潜在功效，包含心火、肺金、脾土和肝木。而我们前面讲了，五脏救误汤的泻肝汤适应证，本就覆盖了肝木、心火和脾土病证。这样一比较，两者的相符度还是非常强的。

这说明，五脏救误汤的泻肝汤根本不是单纯的泻肝方，而是能够治肝、治心和治脾的补泻兼施方。其他四首救误汤，同样是这种情况。

既然是一首脏腑共治方，为什么以"泻肝汤"命名呢？

若要说明这一点，我们需要搞明白，吐法、下法、寒法、火法和汗法各有的五行和五脏内涵。从名字上看，最好理解的是寒法和火法，寒法的五行内涵应是肾水，而苦补肾，苦味药多寒性，恰好是寒法的用药；火法的五行内涵应是心火，咸补心，咸味热性中药鹿茸、肉苁蓉等，恰好是火法的用药。

那么，吐法、下法和汗法呢？呕家不喜甘，苦味瓜蒂、藜芦催吐，甘能补脾，苦能燥脾，吐法也是使内容物从胃而出，故吐法的五行内涵应是脾土。下法乃通便之法，肺与大肠相表里，治便秘就是治肺，故清下之法的五行内涵应是肺金。辛温发汗，辛味补肝解表，故汗法的五行内涵应是肝木。

为什么误用吐法的治疗方叫作"泻肝汤"呢？因为木克土，误用吐法使得脾胃之土受伤，这时的治疗或泻木以救土，或补心以救土。泻木就用酸，补心就用咸，故治疗误用吐法的这首方剂以酸咸为主。

同理，我们可以得到全部五脏救误汤的命名与方剂主要药味之间的关系，具体如下（表28-1）。

表28-1　五脏救误汤的五行属性和主要药味

治法	五行属性	误用之后的治疗方	五脏补泻	《辅行诀》命名
吐法	脾土	二酸二咸一苦	泻肝＋补心	泻肝汤
下法	肺金	二苦二甘一辛	泻心＋补脾	泻心汤
寒法	肾水	二辛二酸一咸	泻脾＋补肺	泻脾汤
火法	心火	二咸二苦一甘	泻肺＋补肾	泻肺汤
汗法	肝木	二甘二辛一酸	泻肾＋补肝	泻肾汤

这是按照《辅行诀》记载，分析得出的各个治法的五行内涵和误治之后的治疗方特点。支撑起整个五脏救误汤架构的，除了五味补泻关系之外，就是五行生克和脏腑共治。

吐法是土法，误治之后，治木火就是救土，这就是五行生克。

等量的"二酸二咸一苦"组成，泻肝的同时补心，这就是脏腑共治。

我们还要注意，表28-1中有一个逻辑问题。

误用吐法、下法和寒法的治疗方，组方配伍模式是一样的，就是刚才所述的五行生克和脏腑共治。但是，误用火法和汗法的治疗方却有不一样的组方配伍模式。误用火法，并没有泻肾（水克火）和补肝（木生火），而是泻肺和补肾。误用汗法，也没有泻肺（金克木）和补肾（水生木），而是泻肾和补肝。

如果将火法和汗法的治疗方对调，就恰好完全符合上文的逻辑。对此，我们推测，或是火法和汗法的治疗方在抄写时存在讹误，误用火法应以"二甘二辛一酸"的组方治疗，误用汗法应以"二咸二苦一甘"的组方治疗；或是火法和汗法的五行内涵理解有误，火法的五行属性应是肝木，而汗法的五行属性应是心火。只有这样，才能让五脏救误汤的逻辑更加一致和自洽。逻辑一致和自洽，正是中医基本理论的基本原则和底层结构。我们学习和研究汤液经法体系，就是要复原这种完整的、一致的和自洽的中医识病治病逻辑，而不是创造新概念。

五脏诸劳损病方中的养生秘籍

五脏诸劳损病方，也是《辅行诀》收录的代表方。只不过，与五脏大小补泻汤相比，这5首方剂的知名度没有那么高。我们简单了解一下。

在《辅行诀》范志良抄本里面，这5首方分别为养生补肝汤、调中补心汤、建中补脾汤、宁气补肺汤和固元补肾汤。这5首方不仅名字取得非常好，组方配伍也是非常讲究的，用到了五味配伍化合关系。这一点与五脏大小补泻汤是不一样的。

第一首方，养生补肝汤。

从名称上即可看出，这首方的主要功效是补肝，具体来看，是"肝虚，筋极，腹中坚澼，大便闭塞"。筋极，是一种以筋脉疲怠、肌肉转筋，甚则舌卷囊缩为主要表现的证候。根据《诸病源候论·虚劳病诸候》记载："筋极，令人数转筋，十指爪甲皆痛，苦倦不能久立。"这是一种以虚证为主的筋脉不用。

澼，是指肠间水；肠澼，是指以泻下垢腻为主要表现的痢疾等急性病。大便闭塞是指大便不通，腹中胀闷。这里提示了消化系统疾病症状，具有腹泻或便秘的不同表现。实际上，在五脏大小补泻汤中，肝木疾病是不会出现消化系统表现的，更多的是头晕目眩、气上冲心、腹痛等症状。因此，养生补肝汤的治疗，除了肝木之外，可能还有脾土或者是肺金。

这一点，也从组方上得到了印证。养生补肝汤的组方，蜀椒一升、桂心三两、韭叶一把、芍药三两、芒硝半斤和胡麻油一升。其中，蜀椒味辛，桂心味辛，韭叶味酸，芍药味酸，芒硝味咸，胡麻油味甘辛，全方是一个"二辛二酸一咸一甘"的结构。也许有人会问，为什么韭叶是酸味的呢？其实，这是《黄帝内经》的记载，在《灵枢·五味》篇有"葵甘，韭酸，藿咸，薤苦，葱辛"的说法。我们在本章所说的韭叶味酸，薤白味苦，葱白味辛，皆由此而来。

对于养生补肝汤"二辛二酸一咸一甘"的结构应该怎样理解呢？我们认为，可以从以下两个角度理解。其一，辛味补肝，酸味泻肝，甘味缓肝，辛味药、酸味药和甘味药的应用是可以理解的。其二，方中不能直接作用于肝木的咸味药，可能是通过"咸酸化辛"的五味配伍化合关系，通过与方中酸味药的配伍化合而表达辛味药的作用。如此一来，方中"二辛二酸一咸一甘"的结构，其实可以视为"四辛一酸一甘（酸咸化辛）"的结构。

而这个配伍结构，是补肝为主、兼以调肺的治法。因此，在养生补肝汤的适应证里出现便秘和腹泻这些肺金疾病症状，也就不足为奇了。

第二首方，调中补心汤。

调中补心汤的适应证为"心劳，脉极，心中烦悸，神识恍惚"。这几个症状，都是心火疾病的表现。心主神明，神识恍惚是心火病；心主火热，心烦心悸也是心火病。

从组方上看，调中补心汤由旋覆花一升、栗子十二枚、葱叶十四茎、豉半升、栀子十四枚和人参三两组成。其中，旋覆花味咸、栗子味咸、葱叶味辛、豉味酸、栀子味苦、人参味甘，是一个"二咸一辛一酸一苦一甘"的结构。在这个方中，栗子的咸味与韭叶的

175

酸味一样，也来源于《灵枢·五味》原文"枣甘，李酸，栗咸，杏苦，桃辛"。

从汤液经法图角度看，苦甘化咸，该方配伍结构还可以表述为"四咸一酸一辛（苦甘化咸）"。从甘辛化苦的角度看，该方配伍结构可以表述为"二咸三苦一酸（甘辛化苦）"。只不过，这样转化是增强泻心之力，而不是补心。无论哪种形式，补心的咸味药都应是该方的主导。考虑到这个方剂名为"调中补心汤"，还是前一种配伍转化形式更为可能。

但是，按照苦甘化咸的方式进行配伍转化，此方的最终配伍结构是"四咸一酸一辛"，少了苦味药，而多了辛味药。这是与其他劳损病方的不同之处。

第三首方，建中补脾汤。

建中补脾汤的适应证是"脾虚，肉极，羸瘦如柴，腹中拘急，四肢无力"。从症状表现中看，羸瘦如柴和四肢无力，都是典型的脾土疾病症状，准确地说，是极度的脾虚。而腹中拘急的表现，其实是有肝木疾病的影子。在肝木实证的表现里有"少腹迫急而痛"的症状，这是一种筋脉痉挛的表现。

从组方上看，建中补脾汤由甘草二两、大枣十二枚、生姜三两、黄饴一升、芍药六两和桂枝二两组成。其中，甘草味甘、大枣味甘、生姜味辛、黄饴味甘、芍药味酸、桂枝味辛，这是一个"三甘二辛一酸"的配伍结构。从辛酸化甘的配伍转化关系看，该配伍结构可以写为"五甘一辛"；如果考虑生姜三两与桂枝二两的总量与芍药六两才是基本匹配的话，也可以写作"六甘"。无论是"五甘一辛"还是"六甘"，都是妥妥的补脾之方。准确地说，是兼顾调肝的补脾之方。

第四首方，宁气补肺汤。

宁气补肺汤的适应证是"肺虚，气极，烦热，汗出，口舌渴燥"。从症状上看，是典型的肺虚病证，阴液亏虚而生的烦热、口渴和汗出，与大小补肺汤的适应证非常接近。

从组方上看，宁气补肺汤由麦门冬二升、五味子一升、白蔹浆五升、芥子半升、旋覆花一两、竹叶三把组成。其中，麦门冬味酸、五味子味酸、白蔹浆味酸、白芥子味辛、旋覆花味咸、竹叶味苦，这是一个"三酸一辛一咸一苦"的配伍结构。如果从咸苦化酸的角度看，该配伍结构可以视为"五酸一辛"。这就是一个典型的补肺结构。

第五首方，固元补肾汤。

固元补肾汤的适应证是"肾虚，精极，遗精，失尿，气乏无力，不可动转，唾血、咯血"。其中的遗精失尿，都是肾水虚证的表现。无力和不可动转都在脾土疾病中出现，是脾虚证的表现。而唾血、咯血则在心火疾病中出现，是心实证的表现。

从组方上看，固元补肾汤由地黄三两、王瓜根三两、苦酒一升、甘草四两、薤白（图29-1）四两、干姜二两组成。其中，地黄味苦、王瓜根味苦、苦酒味酸、甘草味甘、薤白味苦、干姜味辛，这是一个"三苦一酸一甘一辛"的配伍结构。从甘辛化苦的角度看，这个结构可以视为"五苦一酸（甘辛化苦）"；从辛酸化甘的角度看，这个结构也可以视为"三苦三甘（辛酸化甘）"。我们依然认为，前一种配伍转化的形式更符合方意。

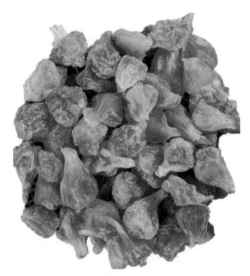

图 29-1　薤白

苦味药能泻心清热，唾血和咯血就好解释。辛味药和甘味药能入脾治脾，还有辛酸化甘的配伍转化关系，无力和不可动转就好解释。因此，固元补肾汤也是一个以补肾为主兼顾调脾的治疗方。

5 首劳损病方的适应证和组方配伍讲完了，我们把它们的组方配伍结构放在一起，可得：

> 养生补肝汤，四辛一酸一甘（酸咸化辛）。

> 调中补心汤，四咸一酸一辛（苦甘化咸）。

> 建中补脾汤，五甘一辛（辛酸化甘）。

> 宁气补肺汤，五酸一辛（咸苦化酸）。

> 固元补肾汤，五苦一酸（甘辛化苦）。

由此可见，五首诸劳损病方有一些共同的特点。其一，五脏诸劳损病方的最主要药味是五脏的补味。例如，养生补肝汤是辛味，宁气补肺汤是酸味。

这一点，陶弘景在《辅行诀》说得很清楚。陶弘景说："经方有救诸劳损病方，亦有五首，然综观其要义，盖不外虚候方加减而已，录出以备修真之辅，拯人之危也”，正是此意。

其二，五脏诸劳损病方中存在配伍化合的情况，且配伍化合而成的药味也是该脏的补味。例如，养生补肝汤存在酸咸化辛的配伍化合，化合而成的辛味就是补肝之味。建中补脾汤存在辛酸化甘的配伍化合，化合而成的甘味就是补脾之味。五脏诸劳损病方都不是单一脏腑治疗方，而是以补本脏为主、调他脏为辅的治疗方。这里的"调他脏"，准确地说，是调克我之脏。养生补肝汤，调的是肺金，而金克木；调中补心汤，调的是肾水，而水克火；建中补脾汤，调的是肝木，而木克土；宁气补肺汤，调的是心火，而火克金；固元补肾汤，调的是脾土，而土克水。因此，五脏诸劳损病方是有严谨的组方配伍逻辑的，有补有泻，有主有次，有克有化。这一点，陶弘景在《辅行诀》中也有所提及，说："经方有救诸劳损病方……其方意深妙，非俗浅所识。缘诸损候，脏气互乘，虚实杂错，药味寒热并行，补泻相参，先圣遗奥，出人意表。"

其三，我们也注意到，五脏诸劳损病方中存在非本脏的治疗药味。例如，调中补心汤的辛味，固元补肾汤的酸味。怎样解释这种非本脏的治疗药味呢？有以下几种可能性。一是一种随机加减的方式而已，也许和症状表现有关，也许和临床经验有关，并不严格遵守治疗本脏的要求。二是我们对葱叶和苦酒的药味定义有误，葱叶并非单纯的辛味，而苦酒也并非是醋，也不是单纯的酸味。三是一种传抄错误所致，换用本脏治疗用药才是更好的思路。究竟如何，留待以后研究。

其四，在五脏救劳损诸方的最后，陶弘景还提到了加减法。其实是在上述 5 首治五脏劳损病的方中，各加一个源于动物的食材，以达到"吃什么补什么"的效果。原文为"经云：毒药攻邪，五菜为充，五果为助，五谷为养，五畜为益，尔乃大汤之设。今所录者，皆小汤耳。若欲作大汤者，补肝汤内加羊肝，补心加鸡心，补脾加牛肉，补肺加犬肺，补肾加猪肾，各一具，即成也"。意思是说，前面我们讲的养生补肝汤、调中补心汤等方，其实都是小方，不是大方。如果想要更好的效果，则需要在每个劳损病方中增加一味食材，养生补肝汤加羊肝，调中补心汤加鸡心，建中补脾汤加牛肉，宁气补肺汤加狗肺，固元补肾汤加猪肾，各一个即可。这里面也是存在严谨的配属对应关系的，即补肝用羊肝，羊属于木，肝脏也属于木；补心用鸡心，鸡属于火，心也属于火；补脾用牛肉，牛属于土，肉也属于土；补肺用狗肺，狗属于金，肺也属于金；补肾用猪肾，猪属于水，肾也属于水。但是，这样的配属关系与《灵枢·五味》的记载有相同，也有不同。根据《灵枢》的记载，"牛甘，犬酸，猪咸，羊苦，鸡辛"。从汤液经法图角度看，牛甘属于土，狗酸属于金，这与五脏诸劳损病方所用食材的配属关系一致。但是，猪咸属于火而不是水，羊苦属于水而不是木，鸡辛属于木而不是火，这与前述的配属关系是不同的。这些疑惑和争议问题，都需要在汤液经法图的深入研究中逐步解开。

我们简单看一下，五脏诸劳损病方的特殊煎煮法。

在之前讲五脏大小补泻汤时，我们说过，五脏补汤和泻汤的服用方法不一样，五脏小泻汤是采用将一日量一次顿服的服药方式，达到快速足量起效的目的，而五脏小补汤则采用一日量分三次服用的方式，显然更为缓和。

五脏诸劳损病方实际上是采取了与五脏小补汤相同的煎服法，无论加水多少，最终都是煎取三升，分三次在一日内全部服用。同时，在具体煎煮的时候，也会根据药物的性状和理化性质来选择合适的方法。例如，养生补肝汤含有芒硝，芒硝是不需要煎煮的，而是在其他药物煎好后，溶入其中服用。同时，养生补肝汤含有胡麻油，大家都知道油水不互溶，根据《辅行诀》的方法，应该趁热混合搅拌，成为混悬液后服用。

养生补肝汤的煎服法，说得非常详细，原文如下："上六味，以水五升，先煮椒、桂、韭叶、芍药，取得三升，去滓。纳芒硝于内，待消已，即停火。将麻油倾入，乘热，急以桑枝三枚，各长尺许，不住手搅，令与药和合为度，共得三升，温分三服，一日尽之。"

除此之外，建中补脾汤中的胶饴，也是在其他药物煎好去渣后，再次加热纳入使之溶化即可。宁气补肺汤，直接用一种酸浆水（即白虀浆）作为溶媒来煎煮的，其中的酸味可想而知，恰好是补肺之用。

开五窍救中恶卒死之法，应列为中医急救常法

本文讲《辅行诀》最后收录的五首方。这五首方是救急之方，在选药和用药上都有独到之处。原文有曰："中恶卒死者，皆脏气被壅，致令内外隔绝所致也。神仙有开五窍以救卒死中恶之方五首。"

第一首方，点眼以通肝气。

原文曰："治跌仆，臂腰挫闪，气血着滞，作痛一处，不可欠伸、动转方。矾石烧赤，取凉冷，研为细粉。每用少许，以醋蘸，点目大眦，痛在左则点右眦，痛在右则点左眦，当大痒，螯泪大出则愈。"

肝开窍于目，点眼能通肝。肝主筋，扭挫伤所致筋伤应治肝。白矾属于酸味矿物药，研为细粉后再蘸酸味的醋点眼，是酸上加酸，酸以泻肝，治疗肝实筋脉拘挛之证。依此法，腿脚抽筋严重或筋脉僵硬挛缩的患者，可以此方式缓解。

第二首方，吹鼻以通肺气。

原文曰："治诸凡卒死，息闭不通者，皆可用此法活之。皂角刮去皮弦，用净肉，火上炙燥，如杏核大一块，细辛根等分，共为极细末。每用苇管吹鼻中少许，得嚏则活也。"

肺开窍于鼻，吹鼻能通肺。肺司呼吸，气息暂闭昏迷者应治肺。用皂角和细辛研细末吹鼻，皂角是辛味药，细辛也是辛味药，辛以散肺，治疗肺气闭郁诸症。

第三首方，着舌以通心气。

原文曰："治中恶，急心痛，手足逆冷者，顷刻可杀人，看其人唇舌青紫者及指甲青冷者是。硝石（五钱匕），雄黄（一钱匕）。上二味，共为极细末，启病者舌，着散一匕于舌下，少时即定。若有涎出，令病者随涎咽下，必愈。"

心开窍于舌，着舌能通心气。心主血脉、主神明，中恶心痛者应治心。硝石是咸味药，雄黄是辛苦兼有的矿物药，两者联用，辛咸除滞，且以咸味补心除痹为主。这个诞生于3600年前的急救法，竟与现在心绞痛发作时采用硝酸甘油舌下含服缓解的方法如此接近。这究竟是一个巧合，还是存有联系，值得大家好好探索一番。

第四首方，启喉以通脾气。

在《辅行诀》范志良抄本中，此方名为"启喉以通肺气"。但是，肺开窍于鼻，脾开窍于口，既然已经有"吹鼻以通肺气"，那就自然不会再通过"启喉"的方法来通肺气。依据其他抄本改之。

原文曰："治过食难化之物，或异品有毒，宿积不消，毒势攻注，心腹痛如刀搅。赤小豆、瓜蒂各等分。共为散，每用咸豉半升，以水二升，煮豉，取一升，去滓，纳散一匕，顿服，少顷当大吐则瘥。"

脾开窍于口，启喉能治脾。饮食入口先经脾胃，食入难化毒异之品则应治脾。赤小豆味甘苦，瓜蒂味辛苦，咸豉则咸酸化辛，辛能泻脾，苦能燥脾，涌吐为安。

这首方其实是瓜蒂散，是《伤寒论》的吐法代表方。

第五首方，熨耳以通肾气。

原文曰："救饮水过，小便闭塞，涓滴不通方。烧汤一斗，入戎盐一升，葱白十五茎，莫令葱太热，勺汤，指试不太热，即灌耳中。

令病者侧卧，下以一盆着汤，承耳下熏之，少时小便通，立愈。"

肾开窍于耳，熨耳能治肾。肾主水液司小便，小便闭塞当治肾。戎盐味咸，葱白味辛，咸能润肾，辛能补肝温通，灌耳熏蒸则利小便。

开五窍救五脏中恶卒死方的基本内容讲完了。根据《辅行诀》的记载，这个方法不仅能给人用，还能给动物用。陶弘景说："上五方，乃神仙救急之道，若六畜病者，可倍用之。"即给动物用的时候，用量需要加大一倍。

这五首方比较简单，了解之后，我们能得出以下的结论：其一，开五窍救中恶卒死的五首方，均符合五脏五官五味的配属关系。五脏与五官相对应，五味与五脏的治疗药味（补味、泻味或化味）相对应。其二，开五窍救中恶卒死的五首方，均为急救用方，其使用指征均为急性病证，或扭伤不可动，或昏迷息闭，或急心痛，或食入难化毒物，或小便闭塞。其三，开五窍救中恶卒死的五首方，各有各的用法，《辅行诀》记载得非常详细，可操作性非常强。其四，开五窍救中恶卒死的五首方，即使在现代社会环境下，也具有极强的临床实践价值，应该努力挖掘，将其制作为成方制剂，以备不时之需。其五，开五窍救中恶卒死的五首方，应该列为中医急救常法。并以此为切入点，构建完整的中医急救学，拓宽各类急性病证的急救方法，在现代医学以静脉用药和机械辅助为主的急救措施之外，开展符合中医药理论的中医特色急救。

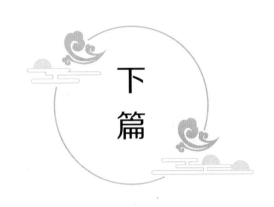

下 篇

《辅行诀》的临床应用

第三十一讲

《辅行诀》和汤液经法图的活学活用

前文讲解了《辅行诀》记载的诸多方剂，虽然这些方剂的组方配伍原理都很值得探究，但《辅行诀》的最大价值，不是可能来源于《汤液经法》的方剂，而是汤液经法图。

我们认为，汤液经法图是中医组方配伍的源头，而《辅行诀》五脏大小补泻汤、《伤寒杂病论》的经方和历代医家的时方、效方，都是从这个源头发展而来的支流。我们学习和研究《辅行诀》，不能仅就《辅行诀》而论，而是应该关注历代古籍中的方剂结构，尤其是《伤寒论》；不能仅看到其中与众不同的辨证论治方法学，而是应该关注其中的汤液经法体系，并通过汤液经法图尝试复原这个体系、解读各类方剂，做到活学活用。只有这样，我们才算是真正看懂了《辅行诀》（图31-1）。

首先，活学活用的前提，是要参透汤液经法体系和汤液经法图。我们在上篇中讲到的内容，就是要帮助大家参透汤液经法图。

我们讲到的这些内容，有很多是与现行通俗的观点，甚至是教材上的观点都不一样的，有时候会给大家带来疑惑。没关系，有疑惑是好事，证明你在思考。只要思考，只要是从逻辑道理和证据依据角度的思考，都能有所收获，最终理解《辅行诀》和汤液经法体系。反之，如果不要理性的思考，只想知其然而不想知其所以然，或者说喜欢墨守成规而不敢提出批判性的质疑，那可能就无法理解

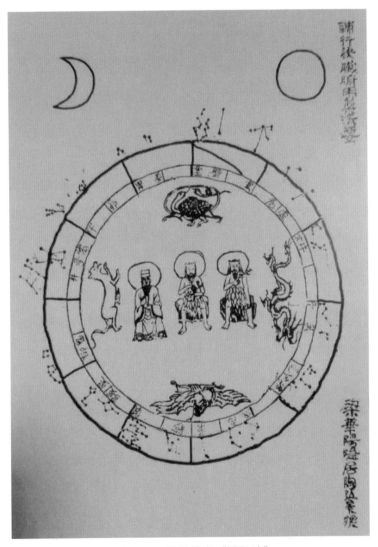

图 31-1 敦煌遗书《辅行诀》

我们现在做的事。

接下来，我们讲讲汤液经法图活学活用的例子。

第一个例子，就是解方。不仅是解《辅行诀》记载的诸方，而且是解经方、时方和效方等各类方。

在上篇第十讲中，我们曾经运用汤液经法图解过两首方，一首是桂枝甘草龙骨牡蛎汤，另一首是安宫牛黄丸。桂枝甘草龙骨牡蛎汤非《辅行诀》所载，而是一首经方，但是从汤液经法图角度看，桂枝甘草龙骨牡蛎汤的"一辛一甘一咸一酸"的配伍结构，恰好是补肝同时补心的结构，能够治疗肝虚证合并心虚证。肝虚证有什么表现呢？不同的肝虚证不一样，有的易惊，有的头晕，有的怕冷，有的胸闷。心虚证的表现呢？心悸，胸痹，失眠，易悲，都有可能。根据《方剂学》的记载，桂枝甘草龙骨牡蛎汤恰好就是温补心阳，安神定悸的经方，从汤液经法图出发的这种方解是成立的。安宫牛黄丸也是同样的道理。

在中篇，我们也讲到了四君子汤、生脉饮、四逆汤、温脾汤、肾气丸等方剂的组方配伍原理，也是按照这个思路，运用汤液经法图来解方的。解方之后，我们发现五脏大小补泻汤的组方配伍结构，只是组方的一种形式，不代表组方的所有形式。不按照五脏大小补泻汤的结构配伍组方，同样可以组出一个好方。

在解方的过程中会有一些问题需要解决，最关键的是确定中药的药味。为什么药味如此重要呢？小泻心包汤是黄连、黄芩和大黄的组方。其中，黄连和黄芩是苦味，大黄是咸味，这就构成了"二苦一咸"的补泻兼施的组方思路，符合五脏大小补泻汤的配伍规律。假如我们按照现在《中国药典》的记载，对大黄赋予苦味的话，这个方子就变成了"三苦"的组方思路，则不符合五脏大小补泻汤的配伍规律。除了小泻心包汤，其他含有大黄的方子，只有按照咸味来定义大黄，才能看到组方配伍的真正结构。可见，大黄是咸味还是苦味，其中的差别是至关重要的。

《辅行诀》的二十五味药精记载了大黄的真实面目，其实是一个咸味药，而非《中国药典》记载的苦味药。那么，其他中药呢？柴胡、麻黄、石膏、细辛、葛根、巴戟天、肉苁蓉等，都没有五行属性的记载。这就需要我们通过研究厘定这些中药的五味，厘定的结果有的符合《中国药典》记载，有的可能会不符合。这是一个应该十分谨慎却又不得不做的工作，难度很大，却是无法绕开的必经之路。只有客观地、准确地、有依据地厘定了非二十五味药精的其他中药的真实药味，汤液经法图才能真正用于经方、时方和效方等其他方的解方。

第二个例子，就是识病。

在《辅行诀》所记载的汤液经法体系中，疾病的分类是按照五脏虚实概念定义的。若想做到汤液经法图的活学活用，必须要在现有的疾病体系与五脏虚实体系之间建立桥梁，必须要知道现在中医所讲的下焦湿热证和肝郁脾虚证，以及现在西医所讲的高血压和糖尿病，放在汤液经法体系内，是什么疾病。

这种联系的方法，一是通过相同或相似的症状进行等价判断，二是通过病因、病机和病理的分析，确定两种疾病等价。三是以方测证，通过对经典治疗方的治则治法分析，确定疾病的病因病机。

第三个例子，就是临床运用，将解方与识病结合起来，对真实临床患者的治疗方案进行指导。

真实的患者是复杂的，疾病情况复杂，治疗方案复杂，分析起来并不容易。不过，通过我们前期的尝试，还是积累了一些临床经验，证明了汤液经法图活学活用的可行性和巨大价值。

兹举一例说明。

一位 79 岁的女性患者，2 型糖尿病病史 15 年，糖化血红蛋白 7.8%。高血压病史 5 年，最高血压 240/110mmHg。冠心病病史 19 年，现规律口服硫酸氢氯吡格雷片和瑞舒伐他汀钙片。此外，有骨质疏松病史、颈椎病史、腰椎间盘突出病史、左眼白内障手术史、车祸外伤史。

这是一个多病共存的老年患者，本次因口干、口渴伴有夜间血压升高入院。刻下症见口干、口渴，干咳，手指麻木，双下肢发颤、麻木，汗出较多，偶头晕，无明显胸闷憋喘，纳可，眠差，夜尿2～3次，腹胀，大便干。

按照常规思路，主治医生认为该患者的主要问题是痰热内阻，并据此开出第一次处方：清半夏10g，白术30g，天麻15g，川芎15g，豨莶草12g，厚朴15g，枳实10g，栀子12g，葛根30g，柴胡12g，黄芩12g，酒苁蓉30g，炒决明子20g，地黄12g，牛膝15g，炙甘草9g。

服药第5天，患者自诉咳嗽频率减少，大便较前好转。但是头晕、口干、出汗、睡眠差、手麻、腿发颤等无明显改善。调方继续服用，处方：清半夏10g，白术30g，玄参15g，夏枯草15g，豨莶草12g，厚朴15g，枳实10g，栀子12g，葛根30g，柴胡12g，黄芩12g，珍珠母30g，地龙15g，地黄12g，牛膝15g，炙甘草9g。

服药第9天，仍然咳嗽，感觉咳嗽时气不够用。同时，头晕、口干、出汗、睡眠差、手麻、腿发颤等改善不明显。

连续9天治疗，为什么患者的收效不明显呢？我们从汤液经法图的角度来看看。

从五脏虚实辨证角度看，肺主收主燥，口干、口渴、汗出、咳嗽和大便干都是肺金疾病，而且汗出口渴的症状，是典型的肺金虚证表现；咳嗽和大便干的表现，可能是肺金虚证，也可能是实证。同时，肝主升主筋，头晕、手指麻木和双下肢发颤都是肝木疾病，而且麻木和发颤属于筋脉痉滞，是典型的肝实证表现；头晕的表现，可能是肝木虚证，也可能是实证。当前患者的刻下症，以肺虚合并肝实为主，虚实夹杂。

从五味补泻角度看，肺德在收，以酸补之，以咸泻之，以辛散之；肝德在散，以辛补之，以酸泻之，以甘缓之。综上可知，肺虚合并肝实为主的治疗，应该以酸味为主，以辛味为辅，以咸味和甘味为佐使。患者还有眠差的问题，酸味药能够收心，具有安神的作用。

但是，我们发现前两次的处方都是以苦味、辛味和甘味为主，也有咸味药，而酸味药只有枳实。全方的苦味药用得太多，而酸味药用得太少。应该减少苦味药的使用，转而以酸味药的使用为主，其余辛味药、甘味药和咸味药，都不要超过酸味药的药力。

按照这个思路进行第三次调方，处方：白芍 30g，天冬 10g，玄参 20g，龙骨 30g，煅牡蛎 30g，代赭石 10g，醋龟甲 10g，牛膝 15g，葛根 30g，川芎 15g，地龙 15g，郁金 15g，天麻 15g，钩藤 15g，黄芩 15g，麦冬 15g。在这个方子中，白芍、天冬、龙骨、葛根和麦冬都是酸味药，而且存在玄参＋龟甲、黄芩＋牡蛎的苦咸化酸组合，川芎、郁金味辛，天麻和钩藤味甘，代赭石和地龙味咸。这就恰好构成了一个以酸味药为主，以辛味药、甘味药和咸味药为辅的治疗方。

方证相应，效如桴鼓。第三次调方服用 3 天后，患者欣喜地反馈，咳嗽、口干、手指麻木、出汗、睡眠等全部较前明显好转。

《辅行诀》和汤液经法体系不是封闭的理论学说，汤液经法图也不是实验室产生的有待验证的假说，而是源于实践而又能用于实践的临床指导理论。无论是解方、识病还是临床应用，汤液经法图都是大有可为的。

高血压是肝木病，高血压导致的心脑血管意外是肝病及心

　　高血压是国人常见的慢性病之一，也有不少人选择用中医药治疗。基本的中医药治疗思路，就是通过辨证论治，确定高血压患者的证型，然后对证用药。

　　从《中医内科常见病诊疗指南　西医疾病部分》的角度，高血压可以分为 7 个证型，分别是肝火上炎证、痰湿内阻证、瘀血内阻证、阴虚阳亢证、肾精不足证、气血两虚证和冲任失调证。

　　从《中医循证临床实践指南·中医内科》的角度，高血压可分为 6 个证型，分别是肝阳上亢证、阴虚阳亢证、肝肾阴虚证、阴阳两虚证、风痰上扰证和瘀血阻络证。

　　从中华中医药学会心血管病学分会制定的《高血压中医诊疗专家共识》的角度，高血压可分为 4 个证型，分别是肝阳上亢证、痰饮内停证、肾阴亏虚证和瘀血内停证。

　　临床医生可以参考上述指南和诊疗方案，结合自己的临床经验，为患者处方用药。

　　那么，如果按照汤液经法图的思路，应该怎样认识和治疗高血压呢？

　　我们前面说过，汤液经法图是一个完整的辨证论治理论体系，通过五脏虚实认识疾病，采用五味补泻治疗疾病。高血压作为一个现代疾病，一般认为其属于中医学"眩晕""头痛"的范畴，可以依

此辨证论治。

从五脏角度来看，眩晕是肝木疾病。《辅行诀》中小补肝汤的适应证有"头目眩晕"，大补肝汤的适应证有"头目苦眩"，这就是肝木病的体现。同时，大补肾汤的适应证也有"头目眩"，而小补肾汤的适应证没有。要知道，小补肾汤是治疗肾水本脏病，而大补肾汤则是肝肾同治。因此，大补肝汤证的"头目眩"，依然属于肝木疾病的范畴。肝开窍于目，"眩"字是目字旁的汉字，背后本就具有肝木的属性。

同理，头痛也属于肝木疾病。在《辅行诀》记载的五脏大小补泻汤中，只有大泻肝汤的适应证有"头痛"。大泻肝汤是肝心同治的，小泻肝汤是治疗肝木本脏的，但小泻肝汤的适应证却没有"头痛"。从这一点看，"头痛"也有可能与心火疾病有关。

眩晕和头痛，都是肝木疾病。眩晕以肝木虚证为主，而头痛以肝木实证为主。这一结论，即使是在传统的脏腑辨证学说中，也是成立的。

在张元素的《脏腑标本虚实寒热用药式》中，肝部的本病包括"诸风眩晕"，标病包括"头痛吐涎"。眩晕和头痛都是肝部疾病，而且分属本病和标病，说明有所不同。

在《中医脏腑辨证鉴别诊治手册》中，可以根据不同症状对肝病分虚实。其中，肝病的虚证包括头晕、眼花、视物模糊、半身不遂、情志抑郁等；实证包括急躁易怒、胁痛头痛、抽搐麻木、项强等。由此可见，眩晕和头痛都属于肝木疾病，而且分属虚证和实证。

疾病的转归，从大的方向说只有两种结果，一种结果是恢复健康，另一种结果是进展恶化。恢复健康就意味，原有的脏腑虚实状态得到了恰到好处的纠正，不多不少。进展恶化就意味着，没有采取及时的治疗，或者采取的治疗方法是错误的。

高血压的进展恶化，会出现心脑血管意外，如脑卒中和心肌梗死。根据《高血压合理用药指南》的数据，50%～75%的卒中和40%～50%的心肌梗死的发生与血压升高有关。高血压治疗的最终目的，在于预防脑卒中和心肌梗死这样的心脑血管意外。

缺血性脑卒中以肢体麻木、口眼㖞斜、言语不清为主，出血性脑卒中以头痛、恶心、呕吐为主，此二者均有一个更重要的表现——不同程度的意识障碍。心肌梗死会突然地心绞痛发作、心慌心悸、气促等，更严重的还会出现呼吸困难和意识障碍。心主神明，意识障碍当属心病。心在胸中，胸痹心痛当然也属于心病。《辅行诀》记载的"心病者，心胸内痛，胁下支满，膺背肩胛间痛，两臂内痛""心胞气实者，则胸胁支满……虚则血气少，发癫仆"，小泻心汤主治"心中卒急痛"，小补心汤主治"胸痹不得卧，心痛彻背，背痛彻心"等，都是这个含义。换句话说，从汤液经法图体系看，以意识障碍和胸痹心痛为主的心脑血管意外，属于心火病证，可能是心火虚证，也可能是心火实证。自此，我们得出结论，从汤液经法体系看，高血压属于肝木病证，而高血压进展为心脑血管意外这件事，从中医角度看，就是肝病及心。肝木是母，心火是子，母病及子，就是肝病及心。肝病及心之后，就会变成以肝病为主的肝心同病或以心病为主的肝心同病（图32-1）。面对这种情况，应该肝心同治。

治疗高血压就是治肝木，治疗高血压导致的心脑血管意外就是治心火，而治疗高血压合并冠心病、高血压合并脑血管病等肝心同病，就是肝心同治。肝心同治也有主有次，有虚有实，故有时以治肝实为主、兼以调心，有时以治心虚为主、兼以调肝。

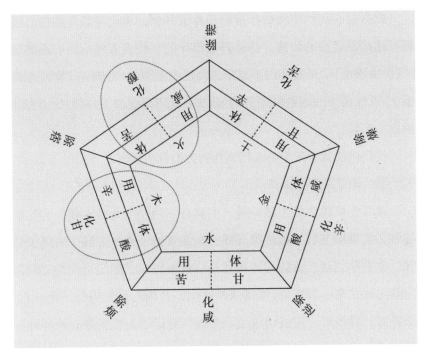

图 32-1 肝心同病

　　根据高血压的中医诊疗指南和专家共识，高血压不同证型的代表性治疗方不同，包括镇肝熄风汤（阴虚阳亢型）、龙胆泻肝汤（肝火上炎型）、天麻钩藤饮（肝阳上亢型）、半夏白术天麻汤（痰饮内停型）、通窍活血汤（瘀血内停型）、二仙汤（冲任失调型）、六味地黄丸（肝肾阴虚型）、左归饮（肾精亏虚型）、归脾汤（气血两虚型）等。

　　根据脑卒中的中医诊疗指南和专家共识，脑卒中也是分类分型诊治的，代表方包括化痰通络汤（中经络风痰阻络型）、天麻钩藤饮（中经络风火上扰型）、补阳还五汤（中经络气虚血瘀型）、镇肝熄风汤（中经络阴虚风动型）、涤痰汤（中脏腑痰湿蒙神型）、安宫牛黄丸（中脏腑痰热内闭型）等。

　　根据冠心病的中医诊疗指南和专家共识，无论是急性期的心肌梗死还是稳定型心绞痛，都是分型治疗的，代表方包括血府逐瘀汤（气滞血瘀型）、瓜蒌薤白半夏汤（痰浊内阻型）、宽胸丸（寒凝血瘀型）、八珍汤（气虚血瘀型）、生脉饮（气阴两虚型）、左归饮（心肾阴虚型）等。

　　我们挑选其中三个具有代表性的方剂分析理解。

　　第一个是镇肝熄风汤。

　　镇肝熄风汤由怀牛膝一两、生赭石一两、生龙骨五钱、生牡蛎五钱、生龟甲五钱、生杭芍五钱、玄参五钱、天冬五钱、川楝子二钱、生麦芽二钱、茵陈二钱和甘草一钱半组成，配伍结构为"四苦三酸二咸二辛一甘"。根据汤液经法图，苦泻心，酸泻肝，咸补心，辛补肝，甘缓肝，正好构成了一个以泻肝泻心为主，兼有补肝补心的治疗方（图32-2）。镇肝熄风汤是一个以泻为主的肝心同治方，用于以头痛目胀、脑部热痛、心中烦热、手足颤动或麻木的肝实合并心实的病证。对于高血压合并脑卒中的肝心同病患者最合适。

　　第二个是血府逐瘀汤。

　　血府逐瘀汤由桃仁四钱、红花三钱、当归三钱、生地黄二钱、川芎一钱半、赤芍二钱、牛膝三钱、桔梗一钱半、柴胡一钱、枳壳二钱和甘草一钱组成，配伍结构为"五辛四苦一酸一甘"。根据汤液经法图，辛补肝，苦泻心，酸泻肝，甘缓肝，构成了一个以补肝兼有泻心为主的治疗方（图32-3）。血府逐瘀汤是一个补泻兼施的肝心同治方，其中的补是补肝，泻是泻心，用于肝虚合并心实的胸中瘀血证，表现为胸痛、头痛、心胸烦热、心悸失眠和急躁易怒等。对于高血压合并冠心病的肝心共病患者最合适。

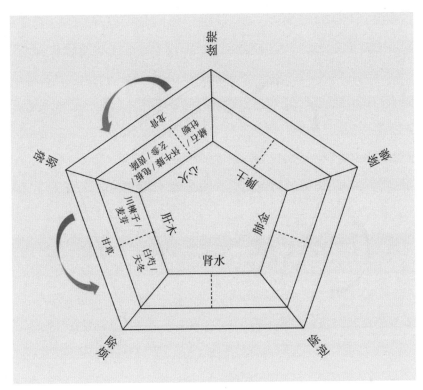

图 32-2　镇肝熄风汤

第三个是归脾汤。

归脾汤由白术、当归、茯苓、黄芪、龙眼肉、远志、酸枣仁各一钱，木香五分、甘草三分和人参一钱组成，配伍结构为"三辛四甘二苦一酸"，根据苦甘化咸的转化关系，也可视为"三辛四咸二甘一酸"。根据汤液经法图，辛补肝，咸补心，甘缓肝，酸收心，构成一个以补肝补心为主的治疗方。归脾汤是一个补肝补心为主，兼有补脾的肝心脾同治方，用于以心悸怔忡、体倦食少、血气虚少、失眠头晕为主的心、肝、脾三脏虚证。对于以虚为主的高血压患者、高血压合并心脑血管慢性病患者最合适。

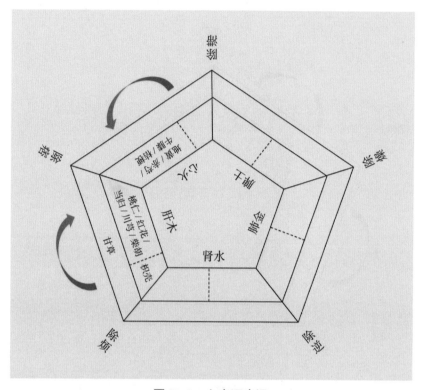

图 32-3　血府逐瘀汤

　　由此可见，高血压和心脑血管疾病的临床常用治疗方，的确是以肝心同治为主的。有的治疗实证，以泻实为主；有的治疗虚证，以补虚为主；有的则补泻兼施，用于更复杂的虚实夹杂病证。

　　从汤液经法体系看，高血压、脑血管病、冠心病等心脑血管疾病的中医本质，无非就是肝病及心和肝心同病而已，有主有次、补泻兼施地治疗，就能达到预期的治疗效果。这也说明《辅行诀》和汤液经法图不是封闭的体系，是可以活学活用的。

任何情况下的汗出，都是用酸味药的指征

汗出是一个很常见的症状，如自汗、盗汗、服药后大汗不止。一说到汗出，大家就会想到"气虚自汗，阴虚盗汗"，治疗则会想到桂枝汤、玉屏风散和六味地黄丸。

汗出症状，在《辅行诀》的记载中，出现在多个脏腑的大小补泻汤的适应证。例如，小补肝汤的适应证为"心中恐疑，时多噩梦，气上冲心，越汗出，头目眩晕"，其中有"汗出"。而小补肺汤的适应证为"汗出口渴，少气不足息，胸中痛，脉虚"，其中也有"汗出"。肝木代表春天，是阳气升发的季节；肺金代表秋天，是阳气收敛的季节。可知，肝木和肺金的生理作用是完全相反的。这种情况下，小补肝汤证和小补肺汤证都有"汗出"，该怎么理解呢？

也许有的人会说，这个好办。汗为阳加于阴所致，汗出与阳气和阴气两个方面都有关，故阳气虚时会有汗出，阴气虚时也有汗出。阳气虚的汗出，类似于小补肝汤证的汗出，需要补肝；阴气虚的汗出，类似于小补肺汤的汗出，则需要补肺。也就是说，将"汗出"症状分为两类，一类是阳气虚为主，类似于肝木虚证，一类是阴气虚为主，类似于肺金虚证。这样一来，就能解决刚才提出的那个问题。但是，假如我们不这样分类，认为"汗出"只有一种类型呢？

从理论上看，出汗是一种正常的人体生理调节反应。对于汗出过多这件事，一定是采用方法敛汗和止汗，而没有继续发汗的道理。而敛汗和止汗，恰好是酸味药的作用，而且只能是酸味药。因此，我们在小补肺汤的适应证看到"汗出"，是符合逻辑的。前面已经讲过，小补肝汤其实不是纯补肝的方剂，而是以补为主、补泻兼施的方剂。小补肝汤的适应证出现"汗出"，并不是肝虚的原因，而是虚实夹杂合并有肝实的原因。而肝实当泻肝，泻肝当用酸味药。小补肝汤的五味子，是治疗汗出的关键。换句话说，假如一个没有汗出、只有头晕头痛的肝虚证患者在使用小补肝汤时，可以不加五味子。再换句话说，小补肝汤治疗汗出，并不是它的主要适应证，而是它的次要适应证。因此，无论是小补肺汤还是小补肝汤，其适应证的"汗出"，都是与其组方中的酸味药相关联的。

有了这个观点，接着，我们再找几个方剂验证一下。

第一个例子，《辅行诀》的小补脾汤、小补肾汤、小补心汤和小补心包汤。这几首汤方除小补肝汤及小补脾汤外，其他均为脏腑的本脏治疗用方。

小补脾汤，由"二甘一辛一苦"组成，其组方中没有酸味药。小补脾汤的适应证为"饮食不化，时自吐利，吐利已，心中苦饥；或心下痞满，脉微，无力，身重，足痿，善转筋"，适应证中也没有"汗出"。

小补肾汤，由"二苦一甘一咸"组成，其组方中没有酸味药。小补肾汤的适应证为"虚劳失精，腰痛，骨蒸羸瘦，脉快"，适应证中也没有"汗出"。

小补心汤，由"一苦一甘一辛"组成，其组方中没有酸味药。小补心汤的适应证为"胸痹，不得卧，心痛彻背，背痛彻心"，适应证中也没有"汗出"。不过，小补心汤的煎煮法中用到了白截浆，这是一种酸味的浆水。

小补心包汤，由"二咸一苦一酸"组成，其组方中有酸味药，豉。小补心包汤的适应证为"气虚少，心中动悸，时悲泣，烦躁，汗出，气噫，脉结"，适应证中有"汗出"。

由此可见，只有小补心包汤中有酸味药，也只有小补心包汤的适应证里有"汗出"。因此，我们可以说，任何情况下的汗出，都是使用酸味药的指征。

第二个例子，《伤寒论》的麻黄汤和桂枝汤。

麻黄汤与桂枝汤，是大家最熟悉的两首经方。它们的区别在于麻黄汤用于风寒表实证，而桂枝汤用于风寒表虚证。风寒表实证与风寒表虚证的区别在于汗出。于是，我们形成了这样的观点，麻黄汤用于表实无汗，而桂枝汤用于表虚有汗。

麻黄汤的组方，由麻黄、桂枝、苦杏仁和甘草组成，二辛一苦一甘，没有酸味药。桂枝汤的组方，由桂枝、生姜、芍药、甘草和大枣组成，二辛一酸二甘，有酸味药。因此，有酸味药的桂枝汤，能用于汗出；而没有酸味药的麻黄汤，不能用于汗出。

《伤寒论》的小青龙汤，由麻黄、芍药、细辛、干姜、甘草、桂枝、五味子和半夏组成，是麻桂与酸味芍药五味联用的方剂。虽然在《方剂学》教材上提示此方适用的外寒里饮证有"无汗"表现，但是从实际各类医家的应用场景来看，无论是咳嗽喘憋，还是过敏性鼻炎，都有大量应用于有汗患者的案例。

第三个例子，《伤寒论》的麻杏石甘汤。

关于麻杏石甘汤，我们之前提到过。麻杏石甘汤的适应证，简单地讲就是"汗出而喘"四个字，是一个典型的治疗汗出的方剂。

麻杏石甘汤中有酸味药吗？有！就是石膏。石膏是酸味药不是《中国药典》记载的，不是《神农本草经》记载的，也不是《中华本草》记载的，而是我们根据五味的五行属性及药的功效主治，推导出来的。

我们一般都说，汗出是肺热的表现，石膏清热泻火，在麻杏石甘汤中是清热并治疗汗出的。但是，我们都忽略了，石膏本身就是酸味药，是西方白虎汤的君药，用酸味药来治疗汗出，是天经地义的。

如果把麻杏石甘汤中的酸味药石膏换成清热燥湿的苦味药黄芩，是不是能达到这个效果呢？理论上，可能就没有治疗汗出的效果了。因此，麻杏石甘汤的例子，不仅揭示了酸味药与汗出的强关联性，彰显了即使是有麻黄在，也挡不住这种强关联性；也让我们意识到汤液经法体系是存在失传的，是环环相扣的，一堵百堵，一通百通。

第四个例子，玉屏风散。

玉屏风散是公认的益气固表止汗代表方。但是，从汤液经法图角度看，玉屏风散并不是最佳的止汗方。原因很简单，玉屏风散由黄芪、防风和白术组成，其中黄芪甘辛、防风辛、白术苦，属于"一甘一辛一苦"的组方，全方中没有一个酸味药，自然不是治疗汗出的理想方剂。

而现在以玉屏风散治疗汗证的案例，基本上都不会用原方，而是在原方基础上进行加减。在增加的药物里面，酸味药占了很大比例。

限于篇幅，我们就举一个例子，文章名为《玉屏风散加味治疗难治性汗证患者1例报告》。这是一名48岁的女性肺癌患者，诊断为肺癌、汗证（气虚型），服用西药抗肿瘤药保守治疗，本次因汗证来医院就诊，我们看看她的疾病情况和诊疗经过："刻下症见，全身出汗较多，质稀，动辄加重，伴有神疲、乏力、气短，动则喘息及汗出加重，自觉口干，二便正常，舌淡红，苔薄白，脉浮虚无根。"

这是一个典型的气虚型汗证。"2018 年 12 月 12 日予以中药汤剂治疗，以益气固表、养阴生津为法，方用玉屏风散加味：黄芪60g，白术 60g，防风 30g，麦冬 15g，天花粉 15g，甘草 6g；5 剂，水煎服，每日 1 剂。服用 5 天后，气短、乏力稍有改善，余症无明显好转"。第一次处方，以玉屏风散补气固表止汗为底方，加酸味药麦冬，效果不佳。"考虑患者兼有肾不纳气，遂在上方基础上去天花粉，加蛤蚧 10g、枸杞子 30g、五味子 10g；5 剂，水煎服，每日1 剂。服用 1 剂后，患者喘息、汗出明显好转，5 剂药后症状基本消失，食欲渐增，体力有所增加。继服 5 剂，症状完全消失。"第二次处方，去掉甘味药天花粉，增加酸味药五味子、咸味药牡蛎和苦味药枸杞子，苦咸化酸，可以表达出酸味药的作用。在这样的组方加减下，患者症状好转，收获效果。

这个案例告诉我们以下几个道理。其一，玉屏风散的加减，往往会增加酸味药。其二，增加一个酸味药的时候，效果不好；只有增加两个酸味药，并且通过增加苦味药和咸味药，实现苦咸化酸的时候，效果才好。其三，增加两个酸味药、一个苦味药和一个咸味药的玉屏风散加味，与原来的玉屏风散已经相去甚远了，不能将止汗的功劳都算在玉屏风散身上，题目应该调整。其四，汗出过多的人容易耗气，气虚则乏力倦怠。汗证患者往往在肺虚的同时，很快就进展为肺脾两虚。这就需要在酸味药补肺的同时，采用甘味药补脾。我们认为，这是玉屏风散用于气虚汗证的最主要原因。但是，在治疗中，补肺是第一位的，补脾是第二位的，有主次之分。在上述案例中，单独补气的玉屏风散，即使用量已经很大了，也达不到效果。原因无他，全方中酸味补肺的作用太弱罢了。二诊时增加了酸味药，瞬时收到效果。

任何情况下的汗出，都是用酸味药的指征。汗出为主症时，酸味药为主味；汗出为兼症时，酸味药为兼味。

霍乱的病因病机和治则治法

霍乱，一种古老的流行性传染病，在 2022 年的夏天又引起了大家的关注。我们从汤液经法的角度，看看霍乱的病因病机和治则治法。

首先，我们要明确定义。

我国古代医书中关于"霍乱"的记载很早，《黄帝内经·素问》中有"岁土不及，风乃大行……民病飧泄霍乱""太阴所致为中满，霍乱吐下"的记载。但是，这时的"霍乱"，可能只是一种腹泻病，类似于夏秋季的急性胃肠炎。直到 19 世纪第五次霍乱大流行期间，罗伯特·科赫发现了霍乱弧菌。随后，由霍乱弧菌引起的以腹泻为主要表现的烈性传染病，也被称为"霍乱"。

我国历代医书中记载的"霍乱"有两类不同含义，一个是以吐泻为主的脾胃疾病，另一个是由霍乱弧菌引起的烈性传染病。为了区分这两者，我们往往将前者称为"假霍乱"，而将后者称为"真霍乱"或"吊脚痧"。

本文说的霍乱，就是真霍乱，是狭义的由霍乱弧菌引起的甲类传染病，不包括一般的胃肠炎所致的吐泻。不过，从中医治则治法看，两者其实差不多。

其次，我们要明确对待霍乱的态度：战略上的藐视，战术上的重视。

战略上的藐视是说，现在与以前相比，饮水卫生条件好很多，隔离能力强很多，医药治疗水平高很多，不用害怕。战术上的重视是说，对于霍乱的预防和治疗，我们还是要多用心。因为甲类传染病，起病急，进展快，治疗不及时就会有严重后果。《医宗必读》（图34-1）中说："按霍乱者，挥霍变乱，起于仓卒，心腹大痛，呕吐泻利……吐泻并作，甚者转筋入腹即毙。"

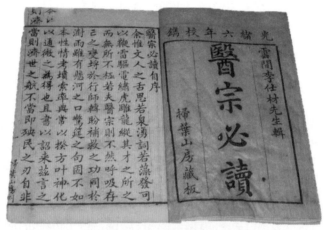

图34-1 《医宗必读》

关于霍乱病因病机的认识，各个医家的说法也很多，大抵是从暑湿蕴于中焦的角度论述。在此，我们就不一一列举了，直接从汤液经法图来看。

从汤液经法图看完，你就会发现所有医家的方子都在其中。

既然从汤液经法图看，那就要定脏腑和定虚实。霍乱的本位是脾土，第一，霍乱的代表性症状是呕吐和下利。我们之前讲脾土疾病的时候说过，呕吐和下利就是脾土疾病的表现。从现行的脏腑辨证体系看，也是这个观点。第二，霍乱发生的时间，是在夏季或夏秋交际，具有很明显的季节性，此时主事的五运就是脾土运，主事的六气就有太阴湿土。

霍乱以实证为主，第一，在《辅行诀》所载的五脏虚实病证中，脾虚的代表性症状是四肢无力和身重倦怠，脾实的代表性症状是腹满吐泻。第二，《辅行诀》所载的大小补泻脾汤中，小泻脾汤和大泻脾汤是以治疗急性病证为主的，小补脾汤和大补脾汤是以治疗慢性病证为主的，从这两个汤方的病证描述和服用方法上可以看出来。小泻脾汤一剂药，只煎取一升，顿服，一次喝完。小补脾汤一剂药，煎取四升，日三夜一，分四次喝完。注意，小泻脾汤虽然药味数少，但单次服药量可非常大，几乎是小补脾汤的 4 倍。急则治其标，缓则致其本，这是治标治急的治法。

综上所述，霍乱的病位以脾土为主，病性以脾土实证为主。

那么，霍乱是寒证，还是热证呢？是寒证患者多，还是热证患者多呢？这个问题，素有争议。不同的医学大家，观点不一样。

有的医家认为霍乱以热证为主，如王孟英、陆久芝。王孟英说："余自髫年，即见此证流行，死亡接踵。嗣后留心察勘，凡霍乱盛行，多在夏热亢旱酷暑之年，则其证必剧。自夏末秋初而起，直至立冬后始息。"意思是说，在夏热酷暑之年好发的霍乱，应该是以热证为主的。陆久芝说："霍乱一证，有寒有热。热者居其九，寒者居其一。"意思是说，霍乱患者，热证多，寒证很少。

而有的医家认为霍乱以寒证为主，如徐子默、章太炎。徐子默说："治吊脚痧之药，首在温经通阳，以祛寒邪，以归阴火。"意思是说，霍乱以寒性为主，治疗霍乱应该首先用热性药温阳散寒。章太炎说："余十六岁时，尝见一方数百里中，病者吐利厥冷，四肢挛急，脉微欲绝。老医以四逆汤与之，十活八九。三十岁后，又见是证，老医举四逆汤、吴茱萸汤与之，亦十活八九。此皆目击，非虚

207

言也。"意思是说，两次霍乱流行，都看见医生以热性药治疗见效，故霍乱应为寒性。

其实，从汤液经法图角度看，霍乱是脾土实证，既有可能是寒性的脾土实证，也有可能是热性的脾土实证，关键就看当年的运气学环境、发生霍乱的具体时间段和个人体质。这就像温燥和凉燥，靠近夏天的燥是温燥，靠近秋天的燥是凉燥。

这是疾病本位的病因病机，这个疾病很快会进展。进展的第一步，就是脾土虚实夹杂证，实证引起的虚实夹杂。进展的第二步，可能就会出现两个倾向，一个是母病及子，脾病及肺及肾，也就是因为脱水造成皮肤干燥，声音沙哑，眼眶下陷，出现亡阴证。另一个是子病及母，脾病及心，出现四肢厥逆，呼吸微弱，汗如雨下，出现亡阳证。

《霍乱的证候分类标准》是4个证型，湿热证、寒湿证、亡阴证、亡阳证。

再次，看看治则治法。

既然是脾土实证，治疗原则是以辛味药泻脾为主，以苦味药燥脾和甘味药补脾为辅。有人统计了1919年《审查征集验方》中霍乱方的治疗用药（表34-1），大家可以看一看，排名前6位全是辛味药。

表34-1　治疗霍乱的单味用药统计

药　名	频数（次）	频率（%）	药　名	频数（次）	频率（%）
藿香	12	24	苍术	5	10
陈皮	8	16	厚朴	5	10
生姜	7	14	砂仁	4	8
半夏	7	14	茯苓	4	8

（续表）

药　名	频数（次）	频率（%）	药　名	频数（次）	频率（%）
木香	7	14	乌药	4	8
苏叶	6	12	木瓜	4	8
甘草	6	12	白矾	4	8
枳壳	6	12	朱砂	4	8
香附	6	12			

历代医家治疗霍乱都是在"辛－甘－苦"这个基础上组方的。根据患者的寒热属性不同加减用药，寒多一点的，就多加一点辛温药泻脾。热多一点的，就多加一点苦寒药燥脾。

治则治法也说完了，简单说，以辛甘苦为主，寒者重用辛，热者重用苦甘。

然后，我们看具体的治疗方。

治疗寒霍乱的中药复方，如理中丸、五苓散和吴茱萸汤。

理中丸，由人参、甘草、干姜和白术组成，温中益气，散寒祛湿，药性偏温，补泻兼施，用于治疗脾阳虚型的倦怠乏力和呕吐腹泻。

五苓散，由桂枝、茯苓、猪苓、白术和泽泻组成，利水渗湿，药性偏温。吴鞠通喜欢用其治疗霍乱，并且在临床应用时，还加辛温之性的厚朴、陈皮和干姜，增强散寒祛湿之力。

吴茱萸汤，由吴茱萸、人参、生姜和大枣组成，温中补虚，降逆止呕，用于肝胃虚寒所致的呕吐下利和手足厥冷。

还有四逆汤、蜀椒救中汤等，也是一样的思路。

治疗热霍乱的中药复方，如桂苓甘露饮、燃照汤和普济解疫丹。

桂苓甘露饮，由滑石、甘草、茯苓、猪苓、寒水石、白术等组成，清暑解热，化气利湿，用于暑湿证所致的霍乱吐泻、烦渴和身热头痛。

燃照汤，由草果、厚朴、半夏、栀子、黄芩、滑石等组成，祛湿清热，药性偏寒。其中含有经典的清热解毒药栀子，清利三焦湿热。

普济解疫丹，由滑石、茵陈、黄芩、菖蒲、木通、藿香、连翘、射干等组成，清利湿热，解毒通淋，用于湿热型的霍乱。

上述方子，都是"辛－甘－苦"的配伍结构。

最后，既然有寒性霍乱、热性霍乱，就有寒热夹杂的霍乱，或者说寒热性不明显的霍乱，按照这个思路，我们就可以得到通用治疗方。这个通用治疗方就是辛苦同用，即辛味热性药与苦味寒性药同用，或者直接用辛苦兼有的中药为主。

其实，不仅我们这样想，张锡纯也是这样想的。

张锡纯创制的卫生防疫宝丹，组方为甘草、细辛、白芷、薄荷、冰片和朱砂，主治霍乱吐泻转筋，下痢腹疼及一切痧症。该方就是辛苦并用的，而且用到了辛苦兼有的薄荷和冰片。寒者方，热者方，寒热通用方，其实就是汤液经法图脾土治疗的辛甘苦比例罢了。

不管发热疱疹类疾病怎么变，治疗思路不变

2022 年，新冠病毒引起的疾病还没有治愈，但一些新发的疾病已经出现，并且引起了世界卫生组织的警惕，如不明原因肝炎、猴痘。

其实，从中医学角度看，所有的流行病都是外感六淫及其组合碰到容易传播的环境罢了。

我们来说说猴痘，但不是只说猴痘，而是说说包括猴痘的一类疾病，叫作发热疱疹类疾病。哪怕以后猴痘病毒变异了，或者又出现了其他病毒，我们还是按照这个思路认识和治疗。

首先，我们来看看发热痘疹类疾病的发生发展趋势。

很多人说，2020 年开始真是年景不好，新冠肺炎、不明原因肝炎和猴痘接踵而至，让人防不胜防。其中尤其是猴痘，还和已经灭绝的烈性传染病天花是近缘关系。后文从五运六气角度分析发热痘疹类疾病的高发易发时间段（图 35-1）。

有些朋友会说，五运六气是我国中原地区气候物候观测的结果，不适用于全世界其他地区。这句话没错，但是也有局限性。原因在于，现在一般认为，五运六气与大背景下的天文地理周期性变化有关，但从天文角度看，行星运动规律不仅对中国地区有影响，对全世界都有影响。从地理角度看，中国也只是世界地理的一部分。五运六气理论是可以用于全世界其他地区的，只不过，需要根据时间和空间进行调整。

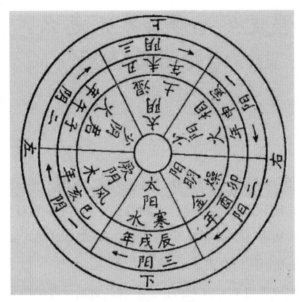

图 35-1　五运六气

疾病的发生发展，离不开内因，也离不开外因，是内因与外因的共同作用。从自然大环境来说，内因是病原体，就是邪气戾气的属性，而外因是大环境的属性。这两个属性相契合的时候，才能点燃火花。

痘疹类疾病，是什么属性呢？在《黄帝内经》里，有一个关于疾病病因病机的总结性描述，即"病机十九条"。其中有一句话"诸痛痒疮，皆属于心"。大家看，这里面有"疮"，有"痒"，有"痛"。痒、痛，还是一种疮，是痘疹类疾病的特点。因此，这一类疾病的主要属性是"心"，准确地说，是火与热。

其次，我们看看大环境。2022壬寅年的大环境特点就是风火相值，就有火的因素。这一年，少阳相火司天，厥阴风木在泉。

如果再细分到一年中的六气，我们就会发现，在一些特定时间段，主气和客气中会有"火"的因素，更明显地表现出火象。

壬寅年初之气，客气少阴君火。

壬寅年二之气，主气少阴君火。

壬寅年三之气，主气少阳相火，客气少阳相火。

换句话说，从辛丑年大寒（2022 年 1 月 20 日）开始，一直到壬寅年大暑（2022 年 7 月 23 日），一直都有火的因素。其中，尤其是从小满（5 月 21 日）开始的三之气，火上加火（表 35-1）。

表 35-1　2022 年五运六气

壬寅（2022）年五运六气					
	1月20日—4月2日	4月2日—6月16日	6月16日—8月30日	8月30日—11月11日	11月11日—1月20日
五运	初运	二运	三运	四运	终运
	太角	少徵	太宫	少商	太羽
	木运	火运	土运	金运	水运
	岁木太过，脾土受伤				
六气	少阳相火司天			厥阴风木在泉	
	厥阴风木	少阳君火	少阳相火	太阴湿土	阳明燥金	太阳寒水
	少阴君火	太阴湿土	少阳相火	阳明燥金	太阳寒水	厥阴风木
	初之气	二之气	三之气	四之气	五之气	终之气
	大寒 立春 雨水 惊蛰	春分 清明 谷雨 立夏	小满 芒种 夏至 小暑	大暑 立秋 处暑 白露	秋分 寒露 霜降 立冬	小雪 大雪 冬至 小寒

在这段时间内，属性为火的邪气，遇上属性为火的环境，就会擦出火花。尤其是在小满节气过后的两个月。在 2022 壬寅年，三之气的时间段，即 5 月底—7 月底，是痘疹类疾病的高发时间段。

其实，任何一年中，都有少阴君火或少阳相火当值的时间段。这些时间段，都是在这一年中发热疱疹类疾病高发易发的时间段。

刚才是理论推导，是正推。那么，实际情况是不是这样呢？我们根据一些资料，来反推一下。

发热痘疹类疾病很多，天花已经灭绝了，猴痘也缺少回顾性的数据。除此之外，有两个疾病非常类似，一是水痘，另一个是手足口病。水痘，是水痘－带状疱疹病毒引起的，是一种疱疹病毒。手足口病，是柯萨奇病毒引起的，是一种肠道病毒。从现代病毒学分类上，这些病毒不是一类病毒，也不是正痘病毒那一类的。从症状表现上看，水痘和手足口病均有明显的皮肤疱疹和发热症状，都属于发热出疹性疾病。区别在于，疹子大小，疱中脓量多少罢了。中医认识疾病，看的不是静止的、单个的病原体的物理学性质，而是病原体作用于人之后的动态的、整体的病理学性质。

那么，与天花、猴痘类似的水痘和手足口病，有什么发病规律呢？这方面研究资料不少，我们来看看。

研究一，深圳市龙岗区自 2006 年以来的 10 年数据显示，水痘发病的高峰时间段有 2 个，一个是三之气（主气少阳相火），另一个是终之气（主气太阳寒水）。

也就是说，三之气少阳相火，是痘疹类疾病水痘的高发时间段之一。

研究二，江苏无锡市自 2007 年以来的 12 年数据显示，手足口病发病的高峰时间段有 2 个，一个是二之气（主气少阴君火），另一个是三之气（主气少阳相火）。也就是说，三之气少阳相火，是痘疹类疾病手足口病的高发时间段之一。

研究三，江苏南京市自 2003 年以来的 11 年数据显示，麻疹发病的高峰时间，是在二之气（主气少阴君火）。也就是说，二之气少阴君火，是痘疹类疾病麻疹的高发时间段之一。

综合可知，少阴君火和少阳相火当值的二之气和三之气，是真实世界中痘疹类疾病高发的时间段。

在这个时间段，不管是猴痘还是其他的发热出疹类疾病，都得多加注意。

综上可知，在一年之中，二之气和三之气是痘疹类疾病的高发时间段。其背后的根本原因，在于内外之火的相契合。

对于这件事，吴鞠通在《温病条辨》里曾经有一个非常形象的比喻，说："盖人生之胎毒如火药，岁气之君火如火线，非此引之不发。"

对于这件事，《黄帝内经》记载的也很清晰：在寅申之岁的物候病候特点上，即"二之气，火反郁，白埃四起，云趋雨府，风不胜湿，雨乃零，民乃康。其病热郁于上，咳逆呕吐，疮发于中，胸嗌不利，头痛身热，昏愦脓疮。三之气，天政布，炎暑至，少阳临上，雨乃涯。民病热中，聋瞑血溢，脓疮咳呕，衄衊渴嚏欠，喉痹目赤，善暴死。"

这段话明确提到"疮"和"脓疮"，还有"身热"和"热中"，是发热痘疹类疾病的表现。除此之外，还有嗓子痛、咳嗽呕吐、流鼻血、耳聋眼花、"血溢"和"暴死"。这段时间，尤其要注意这一类以发热疱疹为主，或者发热出血为主的疾病。大家应该听说过埃博拉病毒、汉坦病毒，这些病毒性的流行性出血热同样需要注意。

刚才我们说了，2022年需要注意痘疹类疾病高发时间段。那么，2023年呢？2024年呢？未来十年呢？这是需要我们提高警惕的另一个时间段。对于更大周期环境属性变化的周期律，中医学还有三元九运理论。根据该理论，从2024年开始到2043年，我们将进入离九运。而从五行属性上看，离九运属火。在这种大环境的引动下，发热痘疹类疾病及发热出血类疾病可能会更多见、更严重。

我们需要提高警惕的时间段，第一层意思是每年的二之气和三之气需要关注，第二层意思是2024—2043年的离九运时间段也需要关注。在这种环境下，我们的医疗卫生系统及疾病预防控制机构，都应该提前做好准备。

最后，我们讲讲痘疹类疾病的治疗方案。

学习一个疾病的治则治法，从现代资料来看，最直接的途径是看教科书和指南。但是，在教科书和指南上，猴痘没有写进去，天花也没有写进去。由于天花病毒已经灭绝了，现行教科书没有天花的内容。

目前，我们只能参考教科书里面的水痘和"天疱疮"，看看发热疱疹类疾病的治则治法。

对于水痘，中医治疗指南里写得很清楚，水痘有常证（多见的情况）、变证（少见的情况）。常证主要有两种，一是以气分热为主（风热感冒症状＋皮肤疱疹），疏风清热解毒为主，治疗方是银翘散加上六一散，二是在气分热基础上伴有血分热（疱疹形大，疱浆混浊，出血性皮疹，壮热烦躁，面赤目赤，大便干结等），治疗方是清瘟败毒饮。显然，后一种更严重，热象和毒象更明显。指南中推荐的中成药是双黄连口服液、小儿豉翘清热颗粒、黄栀花口服液。变证也主要有两种，一种是出现惊风抽搐的，治疗方是清瘟败毒饮加上羚角钩藤汤，意思就是要平肝息风镇惊，用上止痉药；另一种是出现咳嗽喘憋的，治疗方是黄连解毒汤加上麻杏石甘汤，意思就是要清热平喘止咳，用上止咳药。指南中推荐的中成药，只有一个羚珠散，用于第一种惊风抽搐型的变证。这是水痘的中医治疗，基本以清热解毒为主。

在教材中关于天疱疮的治疗，主要是分为 3 个类型。第一个是热毒炽盛，需要凉血解毒，用的是犀角地黄汤加减。第二个是湿热交阻，需要清热祛湿，用的是除湿胃苓汤加减。第三个是阴伤胃败型，需要益胃生津，用的是益胃汤加减。这就是天疱疮的中医治疗，除了清热解毒，还有祛湿、养阴，治疗思路比较宽泛。

了解治则治法论述，感觉对疾病依然没有全面的认识，还是没有抓住核心。我们需要看看古代的书上是怎么说的，如明代万全的《万氏家传痘疹心法》（以下简称《痘疹心法》，图35-3）。

关于痘疹类疾病的治疗，明代万全的《痘疹心法》是公认的好书。这本书不仅讲了病因病机、治则治法，罗列了诸多验方和医案，而且详细论述了在各种各样的具体情况下，应该怎么治疗，还通过问答体和歌诀体等多种形式论述，丰富多彩。

对于痘疹治疗的原则，万全说了6个字：发表，和中，解毒。这三个原则中，发表最先。羌活、防风、升麻这些药能够发表；人参、当归、甘草、芍药这些药能够和中；连翘、黄芩、黄连、牛蒡子这些药能够解毒，恰好是辛味药、甘味药和苦味药。

根据汤液经法图理论，心火实证则以苦味泻之，所以苦味清热解毒为主。同时，痘疹乃血肉病，四肢躯干皆发，提示其可能与脾土关系密切。甘补脾，辛泻脾，辛甘化苦燥脾，也是苦味。发热疱疹类疾病是一类心脾病，需要根据虚实寒热，在"辛－甘－苦"的框架下，加减配伍用药。不能只用苦寒泻火，也不能只用辛温发表，需要辛苦兼用，主次组合。

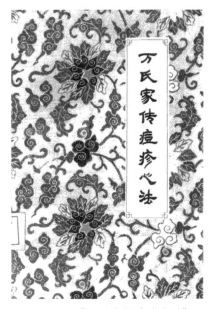

图35-3 《万氏家传痘疹心法》

根据《痘疹心法》的描述，冬天寒冷时发表，应该用桂枝葛根汤、五积散之类；夏天炎热时发表，应该用升麻葛根汤、双解散之类；春天和秋天不热不寒时发表，应该用人参败毒散。原文："凡初发表，要看天时。如天时大寒，则腠理闭密，气血凝涩，防其发泄得迟，有毒气壅遏之变，以辛热之药发之，亦桂枝葛根汤、玉积散去干姜主之。如天时太热，则腠理开张，气血淖泽，防其发泄太急，有溃烂之变，以辛凉之药解之，亦升麻葛根汤、双解散主之。如不寒不热，天气温和，只人参败毒散甚佳。"

我们将上述几个方子的配伍结构列出来。

➤ 桂枝葛根汤，三辛二甘一酸，或二辛四甘（辛酸化甘）。

➤ 玉积散，七辛二甘二苦二酸一咸，或九辛二甘二苦一酸（酸咸化辛）。

➤ 升麻葛根汤，一辛二甘一酸，或四甘（辛酸化甘）。

➤ 双解散，五辛五苦二甘二酸一咸，或七辛五苦二甘一酸（酸咸化辛）。

➤ 人参败毒散，五辛二甘一苦一酸。

从组方用药上看，无论是桂枝葛根汤、五积散、双解散，还是人参败毒散，其实都是以辛为主，配以甘苦的组方。为什么以辛为主？这些都是解表方，但是根据不同季节配以甘苦之后，就形成冬季辛多苦少，夏季辛少苦多的治疗方。大家看看，是不是这么一个规律？

这个规律，其实是现在我们说的辛温解表、辛凉解表和寒热并用解表。

这是需要发表的阶段，如果到了需要解毒的阶段，就要重用苦味药了。从汤液经法图五味配伍的角度看，疾病不同进展阶段的治疗，其实就是药味配比的主次不同罢了。看懂了汤液经法图，组方用药其实是很容易的。

因此，我们反复强调《辅行诀》的最大价值，可能不是大小补泻汤，而是汤液经法图。

除此之外，《痘疹心法》还记载了很多关于发热痘疹类疾病治疗的细节。例如，所有可能出现的合并症，《痘疹心法》都提前考虑到了，便秘、腹泻、口渴、腰痛等都有应对方案。看到这些，大家是不是就放心了？不管是常证还是变证，都有既往的医学理论和实践经验可以参考。又如，对于痘疹治疗时的注意事项，《痘疹心法》里都写得很详细。冬天、夏天如何调养，卧处不能有风，通明不能幽暗，远离酒气与尸气，要有亲人留下照顾病人。最重要的是"门户须关闭，内者勿出，外者勿入"。

可见，隔离患者一直是中医防疫的一个重要措施。

结合五运六气，试看
新冠治疗方

在防治新型冠状病毒感染的过程中，中医药发挥了巨大的积极作用，体现了中医药应对流行性传染病的优势。今天，我们简单分析一下，新冠治疗方的五味补泻特点。同时，在论述的过程中，也有五运六气理论的加入。

COVID-19 开始的时候，被称为不明原因肺炎，这是现代医学的说法。我们说过，从中医学角度看，不存在所谓的"不明原因"。COVID-19 作为一种广义的外感病，自然是符合外感病的疾病发生发展特点。所有的外感病，都是由风、寒、暑、湿、燥、火 6 种邪气造成。这 6 种邪气侵袭人体，就会引起广义的感冒。不同邪气侵犯，可以引起不同类型的感冒，如风邪可以引起感冒，寒邪可以引起感冒，火邪也可以引起感冒。

除了单一邪气之外，邪气之间还会出现叠加，引起复合邪气型感冒，如风邪与寒邪的叠加可以引起风寒感冒，风邪与火邪的叠加可以引起风热感冒，暑邪与湿邪的叠加可以引起暑湿感冒。

从这个角度看，感冒可以分为两类，一类是由单一邪气因素引起的，另一类是由复合邪气引起的。

这两类中，由单一邪气因素引起的感冒，症状轻，好治；由复合邪气引起的感冒，症状重，难治。且复合的邪气种类越多，复合的程度越杂乱，症状就越重，治疗起来就越棘手。COVID-19 就属于复合邪气所致的外感病。

什么样的复合邪气呢？这就需要采用五运六气理论来分析了。

2019 己亥年，土运不足，木胜金复。2020 庚子年，金运太过，少阴君火司天，阳明燥金在泉。2020 年新型冠状病毒原始株的特点，其实就是以燥为主而兼他邪，治疗上则从肺论治。

2021 辛丑年，水运不足，土胜木复；同时太阴湿土司天，太阳寒水在泉。2021 年新型冠状病毒德尔塔变异株的特点，其实就是以湿为主而兼他邪，治疗上则从脾论治。

2022 壬寅年，木运太过，少阳相火司天，厥阴风木在泉。2022 年新型冠状病毒奥密克戎变异株的特点，就是以风为主而兼他邪，治疗上则从肝论治。

为什么会兼有其他因素呢？运气学环境本就是复杂的，也因为不同季节、不同地区、不同人群的特点不一样，展现出的证型特点也不一样。这就是有主有次的复合邪气。

从中医角度看，COVID-19 属于广义的外感病，其流行传播离不开自然环境的加持。符合当年的运气学环境的病毒株，才能流行开来。

采用五运六气理论，就可以明确不同年份外感病邪气的大致特点。明确了邪气的特点，治疗就是顺理成章的。

第一，2020 年新型冠状病毒原始株以燥为主，而燥邪对应肺金，故其治疗关键点是治肺金。按照汤液经法图理论，肺德在收，以酸补之，以咸泻之，以辛散之，用药关键点就是酸咸辛。

我们在 2020 年专门统计过当时的新冠治疗方，并且发表过一篇文章，题为《从"汤液经法图"角度探讨中医治疗新型冠状病毒肺炎的组方配伍共性规律》。

　　具体来看，从汤液经法图五脏虚实辨证理论和五味补泻用药理论角度看，新型冠状病毒原始株感染后患者的典型临床表现是咳嗽痰喘和发热呕恶。根据《辅行诀》的记载，肺实则咳喘、凭胸仰息，脾实则腹满、飧泄，咳喘有痰很可能属于肺实证，而腹胀吐泻很可能属于脾实证，两者相结合，这就是"肺实兼脾实"的病证特点。从五味补泻角度看，由于"咸泻肺、辛泻脾"，组方配伍的核心内容应该是咸味药和辛味药，以咸味泻肺，以辛味散肺泻脾。这是理论推导。

　　我们把当时的国家版诊疗方案涉及的 8 个中药治疗方全部拿出来，逐一分析组方用药情况，结果发现，咸味药和辛味药加起来，在方中的配伍比例为 76.9%～93.8%，占比较大。典型的咸味药有葶苈子、厚朴、甘草配苦杏仁，典型的辛味药有麻黄、半夏、藿香和草果。所以，临床治疗方符合理论推导。

　　其中治疗 COVID-19 中期疫毒闭肺证的治疗方，可谓最为经典。

　　处方：苦杏仁 10g，生石膏 30g，瓜蒌 30g，生大黄 6g，生麻黄 6g，炙麻黄 6g，葶苈子 10g，桃仁 10g，草果 6g，槟榔 10g，苍术 10g。

　　方中麻黄、桃仁、草果和槟榔味辛，大黄和葶苈子味咸，苦杏仁和苍术味苦，瓜蒌味甘，苦甘化咸，石膏味酸。全方构成了"五咸四辛一酸"的组方结构，以泻肺泻脾为主，补肺为辅，补泻兼施（图 36-1）。

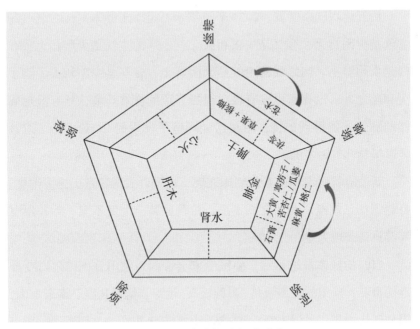

图 36-1　疫毒闭肺证治疗方

有些人可能会问，前面说的不是燥邪吗？为什么这里又要泻脾祛湿呢？原因很简单，就是我们前面说的复合邪气和"兼有其他"。COVID-19 暴发的时间和地点，恰好是在寒冷的冬天和湿冷的江边，这些因素都会进入复合邪气。正因如此，很多学者将 COVID-19 定义为"寒湿疫""寒疫"，或者叫作"燥邪夹湿"。但是，往后看看大家会发现，其实造成 COVID-19 的复合邪气属性是在变化的，是随着不同时间的运气学环境在变化的。

第二，2021 年新型冠状病毒德尔塔变异株以湿为主，而湿邪对应脾土，故其治疗的关键点是治脾土。按照汤液经法图理论，脾德在缓，以甘补之，以辛泻之，以苦燥之，用药关键点就是甘辛苦。

我们选 2021 年夏天的那一波疫情来看。夏季在湿邪的基础上叠加了热邪，形成了湿热复合的湿热疫。

从五运六气角度看，2021 辛丑年水不足，土胜木复，二之气的主气是少阴君火，客气是少阳相火。三之气的主气是少阳相火，客气是太阴湿土。四之气的主气是太阴湿土，客气是少阳相火。除了火和湿之外，没有寒也没有燥。湿热当道的自然环境，只有湿热属性的邪气才能得到加持，而在这种环境下发生的 COVID-19，应该是以湿热邪气为主的。

新型冠状病毒感染者的临床表现，也是以头困身重、乏力倦怠、身热不扬、咳嗽痰黄、食欲不振、口苦尿黄、大便不爽、舌苔厚腻等湿热证表现为主。

当时的媒体报道显示，中医专家会诊四川绵阳首例德尔塔变异毒株患者，确定的证型就是"暑湿疫"，治疗当清暑化湿。南京方面，周仲瑛认为是"暑湿夹杂"，主要症状为发热头痛、大便不通、胃口不好等，治疗当"汗和清下"。北京方面，刘清泉院长也认为德尔塔病毒株引发的疫情为"湿毒夹暑"，患者容易出现气虚的表现。

一提到"湿热疫"，就不能不说甘露消毒丹，或者普济消毒丹。原因很简单，《方剂学》书中只有这个方子的主治证提到了"湿热疫"，叫作"湿热疫毒证"。《温热经纬》也说："此（甘露消毒丹）治湿温时疫之主方也。"当患者出现发热倦怠、胸闷腹胀、四肢酸痛、咽痛口渴、小便短赤、大便秘结或者上吐下泻的时候，就可以服用甘露消毒丹治疗。它的组方也很简单，滑石十五两、黄芩十两、茵陈十一两、石菖蒲六两、川贝母五两、木通五两、藿香四两、连翘四两、白蔻仁四两、薄荷四两、射干四两。方中最重要、用量最大的 3 味药，是滑石、黄芩和茵陈。其中，滑石味甘利湿，黄芩味苦燥湿，茵陈味辛化湿，这就是"苦－辛－甘"的组合。其余的药味，或增强甘味，或增强辛味，或增强苦味。

与甘露消毒丹特别像的一个方子，也很有名的治疗湿温证的方子，叫作三仁汤。由杏仁、滑石、白通草、白蔻仁、竹叶、厚朴、生薏苡仁和半夏组成。方中的"三仁"，指的是杏仁、白蔻仁和薏苡仁（图36-2）。

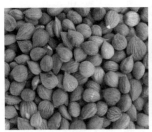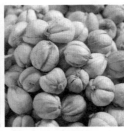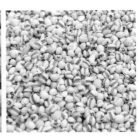

图 36-2 杏仁（左）、白蔻仁（中）、薏苡仁（右）

巧合的是，这3味中药，也分别是苦味药、辛味药和甘味药，杏仁味苦，白蔻仁味辛，薏苡仁味甘，也是"苦–辛–甘"的组合。其余的药味，或增加苦味，或增加甘味，或增加辛味。

其余的如藿朴夏苓汤、黄芩滑石汤、连朴饮等，也基本是"苦–辛–甘"的组合。

2021年夏天，新型冠状病毒德尔塔变异株感染患者的治疗，从湿热疫的角度看，的确是需要以"苦–辛–甘"为核心组方用药。从传统中医理论角度分析是这样，从汤液经法图角度的分析也是这样，两者是一致的。

第三，2022年新型冠状病毒奥密克戎变异株以风为主，而风邪对应肝木，故其治疗的关键点是治肝木。按照汤液经法图理论，肝德在散，以辛补之，以酸泻之，以甘缓之，用药关键点是辛酸甘。由于壬寅年是少阳相火司天，热象也比较明显，苦味清热药也会比较常用。

这一次，我们选择北京、上海和吉林关于新型冠状病毒奥密克戎变异株治疗的中医指南来看看。

北京市中医局在 2022 年 5 月 6 日发布了《北京市新型冠状病毒肺炎中医药防治方案（试行第六版）》，对奥密克戎变异株的诊治提供参考。在文件正文第二段明确写着："奥密克戎（Omicron）变异株已取代德尔塔（Delta）变异株成为主要流行株，其传播速度更快、隐匿性强，传染性更强，符合中医'风热毒邪'致病特点。"直接将奥密克戎变异株定为"风热邪气"。在治疗用药上，也是大量的疏风清热药和辛苦联用组合。比如，在初期轻型患者的治疗上，全部以银翘散为底方。而大家都知道，银翘散是典型的疏风清热药，辛苦联用组合。在这个防治方案的银翘散加减方中，金银花、桑叶、荆芥、藿香是辛味药代表，连翘、蒲公英、竹叶、黄芩、苍术是苦味药代表。又如，普通型患者的治疗方，辛苦同用的意思也非常明显。从治疗用药上，印证了风热邪气的病因病机认识。

上海发布了好几个针对新型冠状病毒奥密克戎变异株的中医治疗专家共识。一个是《新型冠状病毒奥密克戎变异株感染中医药防治专家共识》，其中明确写道："本病以无症状感染者、轻症患者居多，而重症、危重症发病较少，临床常见中医证型有疫邪袭卫、热毒蕴肺、气阴两虚、正虚邪恋等证型，春季发病者多见于中医'湿热夹风'之证。"简单说，就是风热兼湿。推荐的轻症治疗用药，湿热夹风证的治疗方，就是银翘散合玄麦甘桔汤加减。

另一个是《上海市新型冠状病毒感染中医药诊疗专家共识（2022春季版）》，其中则写道："专家组认为，本市近阶段新冠肺炎属于湿毒疫范畴，以解热毒、化湿毒、祛瘀毒为治疗核心，以减少病情加重，加速病毒清除为治疗目标。"文中写的是"湿毒疫"，没有任何

"风"和"热"的字眼。但是，如果我们看治疗方案就会发现，对于湿毒疫的治疗，不管是无症状感染者还是轻型／普通型，首要的治法都是"疏风清热"。例如，对于无症状感染者的治疗，治则是"疏风清热，扶正固表"，组方为金银花、荆芥、黄芪、防风、藿香、板蓝根、桔梗、芦根、炒白术和生甘草。又如，对于轻型／普通型的治疗，治则是"疏风清热，解毒利咽"，组方为金银花、荆芥、连翘、蜜麻黄、苦杏仁、生石膏、柴胡、黄芩、野荞麦根、板蓝根、薄荷、芦根、广藿香、生薏苡仁、牡丹皮和生甘草。

如果没有风和热，为什么要疏风清热，而且是首要治法呢？在这个方案里，病因与治法的描述是不匹配的，肯定有一个有问题。考虑治疗方出错的概率比较小，那么就是命名有问题。可能的原因是，虽然临床治则治法已经换成疏风清热为主，但COVID-19命名时，还是沉浸在2020年原始毒株和2021年德尔塔毒株里，没能及时地"因时制宜"。三因制宜，说起来容易，真正做起来，并不容易。

在这三个城市中，吉林是奥密克戎暴发最早的，也是最靠北边的城市。这种时间和空间特点就决定了吉林的新型冠状病毒奥密克戎变异株，热的属性不多，寒的属性更多。

在《长春中医药大学寒湿疫（新型冠状病毒－奥密克戎感染）防治方案（第六版）》中，描述："导致本次传染病的直接因素是新型冠状病毒（奥密克戎），仍为'疫毒'，病属'寒湿疫'。肺脾气虚、寒湿偏盛的'状态'为发病基础。结合近期气候特点，大部分地区气温转暖后骤降，吉林出现冰雪天气，寒湿尤盛。奥密克戎变异株感染的病机特点为在寒湿基础上，早期以'邪郁肌腠，寒热错杂'为主。"有寒没问题，但真正的特点不是纯寒，而是寒热错杂。

其实，这就是风火相值的运气学环境，给易患疾病带来的影响。对于热性病，那就更热；对于寒性病，则是寒中有热。

对于寒热错杂型的患者，治法也是辛苦同用（图36-3）。在防治方案中的该证型治疗方，选用柴胡、羌活、荆芥、麻黄、防风为辛味药代表，同时选用栀子、黄芩、连翘、知母、玄参为苦味药代表。从药味上看，与前面的治疗方一样，都是辛苦同用。

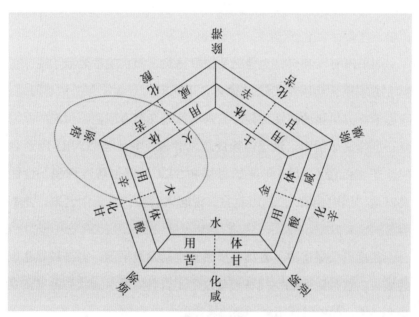

图36-3　辛苦同用的汤液经法图示

这就是壬寅年新型冠状病毒奥密克戎变异株的治疗特点，北京、上海和吉林三地的中医治疗方案所讲的内容，与汤液经法图的认识是一致的。

到此为止，我们基本上把这几年新冠肺炎的治疗思路和治疗方过了一遍。总结一下，我们能够得到这样几个结论。

其一，COVID-19属于广义的外感病，运用五运六气理论，可以分年度认识其病因病机的特点。再根据不同季节、不同地区和不同人群，结合患者的具体症状表现，即可实现精准辨证。粗略地看，2020 庚子年新冠肺炎原始株可能以燥为主，2021 辛丑年新型冠状病毒德尔塔变异株可能以湿为主，2022 壬寅年新型冠状病毒奥密克戎变异株可能以风为主。

其二，将五运六气理论与汤液经法图理论相结合，可以确定不同年份新冠肺炎的治则治法和核心药味。粗略地看，2020 庚子年治肺金为主，咸酸辛为核心药味。2021 辛丑年治脾湿为主，苦辛甘为核心药味。2022 壬寅年治肝木与心火为主，辛苦为核心药味。

这只是大方向，具体患者的治疗还需要结合其他因素，精准辨证用药。

辛苦兼有的附子和冰片

药是组成方子的基本材料。如果我们不能准确定义每一个常用中药的药味，就无法精准地进行组方。也许有的人会说，中药的药味是药性理论的基本内容，为什么还定义呢？是的，每一味中药都有药味，并且在《中国药典》《中华本草》《中药学》教材标注得很清楚。但是，这些药味可能并不都是本原药味，有些中药的药味已经失真了。

举一个很简单的例子，大黄。

从现行的药性理论体系来看，大黄是一味经典的苦寒中药。但是，如果大黄是苦寒中药，为什么与黄连、黄芩和栀子这些苦寒中药的功效不一样？若大黄是苦寒中药，无论是黄芩、黄连和大黄组成的小泻心汤，还是大黄、葶苈子和芍药组成的小泻肺汤，都会变得不可解。只有把大黄当成咸味药的时候，其泻下通便、逐瘀通经的功效才是顺理成章的，它与黄芩、黄连的组方，它与葶苈子、芍药的组方，才是可以理解的。因此，理解和接受大黄是咸味药的事实，是走进汤液经法体系的第一道坎。

其实，大黄的咸味是《辅行诀》所载二十五味药精所述。陶弘景通过《辅行诀》，将已经失传的中药五行属性的概念，重新呈现在世人面前。这个概念是如此的久远，以至于现在除了《辅行诀》，我们几乎找不到其他佐证的材料。

从现存最早的本草文献《神农本草经》开始，中药的属性就是以四气、五味和有毒无毒的概念在传承，这就是中药药性理论的雏形，其中并没有五行属性的影子。我们猜测，《神农本草经》虽然是现存最早的本草著作，但它不是最早的本草著作，在其之前还有其他本草著作。而更早的本草中关于中药属性的记载，有可能是以五行为术语的。至少，张仲景提到的《胎胪药录》，陶弘景提到的《桐君采药录》，我们都看不到，也不知道其中究竟是怎样记载的，但这些的确是更早期的本草著作。

我们现在是在伊尹创作《汤液经法》约 3600 年之后，跳跃式地看到了这个体系最初的样子。既然如此，我们要做的，就是尽最大努力，在理解《辅行诀》二十五味药精的基础上，还原汤液经法体系，还原其他中药的五行属性。这个工作非常难，可以参考的资料也非常有限，但是不得不做。

我们尝试讨论两味中药，一是附子，另一是冰片。

附子，是二十五味药精里面的中药，为"木中水"，味辛为主。我们想讨论的不是附子味辛，而是附子在辛味之外，是否还有其他药味？或者说，作为"木中木"的桂枝（图 37-1）和作为"木中水"的附子，两者在辛味的共性之外，是否还有什么个性特点？

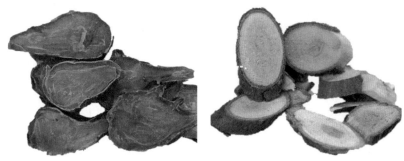

图 37-1　附子（左）与桂枝（右）

根据《中国药典》的记载，附子的药性是"辛、甘，大热；有毒。归心、肾、脾经"，功效是"回阳救逆，补火助阳，散寒止痛。用于亡阳虚脱，肢冷脉微，心阳不足，胸痹心痛，虚寒吐泻，脘腹冷痛，肾阳虚衰，阳痿宫冷，阴寒水肿，阳虚外感，寒湿痹痛"。桂枝的药性记载是"辛、甘，温。归心、肺、膀胱经"，功效是"发汗解肌，温通经脉，助阳化气，平冲降气。用于风寒感冒，脘腹冷痛，血寒经闭，关节痹痛，痰饮，水肿，心悸，奔豚"。

从汤液经法图角度看，肝木主升阳，辛味能补肝，具有升阳助阳的作用，故附子补火助阳散寒，桂枝发汗助阳温经，都是辛味作用的具体体现。因此，说附子和桂枝是辛味药，一点问题也没有。但是，甘味的功效，一则补脾土，二则泻肾水，三则缓肝木。从附子和桂枝的功效来看，甘味的依据并不充分。

附子的特点到底在哪呢？其实大家都知道，那就是附子的温肾补肾的作用。附子能够温补肾阳，治疗肾阳虚衰所致的阳痿宫冷。这一点是桂枝所没有的。桂枝助阳散寒的作用再强，也只是解表温经，没有深入温肾层次。附子的特殊之处，其实是补肾温肾。也正是因为这个特点，附子的归经中有肾，而桂枝没有。

也许有人会说，桂枝的归经有膀胱经，肾与膀胱相表里，其实是一回事。肾与膀胱的确是表里关系，可是桂枝归膀胱经的主要原因，与"桂枝汤能治疗太阳中风病，而太阳病与足太阳膀胱经有关联"的逻辑有关，但并不能证明桂枝是温肾补肾的。因此，温肾补肾不是桂枝的主要功效。

从汤液经法图角度看，肾德在坚，以苦补之，以甘泻之，以咸润之。补肾，是苦味的作用。温肾补肾的附子，应该在辛味的同时有苦味，是一味辛苦兼有的中药。这里的辛，是能够补肝的辛味，这里的苦，是能够补肾的苦味。

　　换个角度看，辛味补肝代表木，苦味补肾代表水，而附子恰好是"木中水"，前、后两个五行属性与其药味是分别对应的。这说明五行互含其实是代表了一种复合药味。

　　我们再看冰片（图37–2）。

图 37–2　冰片

　　冰片不是二十五味药精的中药，我们对冰片的认识，完全需要从其药性记载和功效记载来推导。

　　根据《中国药典》，冰片的药性记载是"辛、苦，微寒。归心、脾、肺经"，功效是"开窍醒神，清热止痛。用于热病神昏、惊厥，中风痰厥，气郁暴厥，中恶昏迷，胸痹心痛，目赤，口疮，咽喉肿痛，耳道流脓"。

　　从汤液经法图角度看，冰片的辛苦之味，其实是完全正确的。冰片味辛能补肝，行气活血，治疗气滞血瘀证。气滞血瘀证的极端状态是昏迷状态。在这种状态下，气机升降运动暂时停滞，出现昏迷，或者叫作厥。既然这是气滞血瘀证的极端表现，也就应该从肝木论治。

实际上，我们最熟悉的与"厥"相关的三件事，都与肝木有关。其一，五运六气中每年初之气的主气都是"厥阴风木"，这是"厥"与"木"的直接相关。其二，四逆汤和四逆散都能治疗四肢厥逆，从组方药味上看，这两个方剂均治肝木。四逆汤由附子、干姜和甘草组成，二辛一甘，补肝治厥逆。四逆散由柴胡、芍药、枳实和甘草组成，二酸一辛一甘，泻肝治厥逆。其三，厥阴病主方乌梅丸，以一骑绝尘的 300 枚乌梅为君，配以附子、干姜、细辛、蜀椒、当归等大队辛热中药，用于治疗蛔厥，自然是以治肝木为主。"厥"是肝木病的典型表现，开窍醒神以治昏厥，是辛味补肝作用的体现。冰片味辛开窍，自然是补肝之用。

那么，苦味呢？冰片能够清热止痛，用于热病、目赤口疮、咽喉肿痛和耳道流脓。这些症状，都是心火实证的表现，冰片能够治疗这些症状，说明它具有苦味泻心的作用。因此，冰片也是一味辛苦兼有的中药。只不过，这里的辛，是补肝的辛味，这里的苦，则是泻心的苦味。

看懂了今天的内容，我们可以得到以下几个结论。

第一，中药的药味可以是单一药味，也可以是复合药味。

第二，作为二十五味药精的附子，其五行属性为"木中水"，而其药味可能为辛苦兼有，恰好是木味和水味兼有。

第三，作为非二十五味药精的冰片，由于其开窍醒神和清热止痛的作用，其药味可能为辛苦兼有，辛则开窍，苦则清热。

第四，附子的辛苦兼有与冰片的辛苦兼有不同，附子辛以补肝，苦以补肾；冰片则辛以补肝，苦以泻心。

现代中成药，也能用
汤液经法图解

《辅行诀》收载的汤液经法图可能是万方之源，不仅能解释经方的配伍原理，也能解释时方、效方和验方的配伍原理。如果我们拿一个现代中成药，它也是可以解释的。我们举例说明，讲完之后大家就会明白采用汤液经法图解方，真的能够一眼看穿本质。

举两个现代中成药的例子，一是心可舒片，另一是金振口服液。为什么选择这两个中成药呢？因为这是我们在与北京地区的药师同行交流过程中，他们提出来的问题。

第一个中成药，心可舒片。

心可舒片是用于气滞血瘀型冠心病心绞痛的，组方不大，由丹参、葛根、山楂、木香和三七组成，一共5味药。我们在北京地区讲完汤液经法图后，有感兴趣的老师曾经用汤液经法图试着对该中成药进行解方。但是，在解析这个中成药的时候，发现有些中药的定位不明确，不知道该放在图里的哪个位置。例如，辛味既能补肝又能泻脾，那么，木香辛味药，是放在补肝处，还是放在泻脾处？类似这样有困惑的中药，除了木香，还有三七和葛根（图38-1）。

相信大家在运用汤液经法图解方的时候，都会有这样的疑惑。怎么解决这个问题呢？主要看两方面。一方面是中药本身的功效特点，能不能治疗相应脏腑的疾病。对于木香，既能行气止痛，用于胸胁胀痛，这就是补肝之用，也能健脾消食，用于食积不消，这就是泻脾之用，木香放在哪个位置，都是可以的。另一方面是看全方配伍的目的，需要中药发挥哪方面的功效。

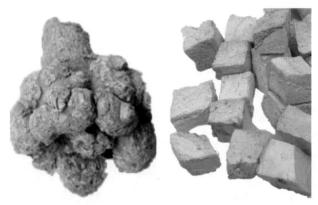

图38-1　三七（左）和葛根（右）

对于心可舒片，这是一个用于治疗气滞血瘀型冠心病的中成药，主要功效特点有两个，一个是行气，一个是活血。肝木主升，肝郁则气机不畅，肝藏血，肝虚则血滞不通，而行气和活血都是辛味药补肝作用的体现。心可舒片的适应证头晕头痛，胸闷胀满和癥块疼痛，也是肝木病证的表现。因此，心可舒片的作用靶位应以肝木为主。

木香辛味，补肝为主，山楂酸味，泻肝为主，葛根甘味，缓肝为主。三七和丹参，可能是辛苦兼有，辛则活血化瘀，苦则清热止血。心可舒片的主导药味，是"三辛一酸一甘"，以辛甘苦为主的，辛甘补肝缓肝，苦泻心。

也许有老师会问，定位在肝木的组方，怎么会治疗冠心病呢？其实，冠心病、胸痹心痛的治疗，以心为主，但绝不是只有心。中医治疗冠心病，常常从气分入手，气虚、气滞则涉及肝脾。从现代医学角度看，冠心病治疗时也是强调降压和降脂，其实也是涉及肝脾。

以心可舒片的组方为例，从汤液经法图角度看：三七和丹参有苦味，葛根是甘味，苦能泻心，苦甘化咸能补心，同时山楂味酸收心，木香味辛泻脾，这又构成了补心兼有泻脾的"咸辛除滞"的思路。虽然没有用咸味药，但确实是围绕着心火的治疗定位，有泻有补。这也说明了五味配伍化合关系的重要性。只要在苦味药的方子中加甘味药，以苦甘组方，配伍得当，就能实现咸味的效用。

心可舒片既然是从肝木的角度来组方，那么单纯的肝木疾病也能治疗。我们前面和大家说了，高血压就是一个肝木病。心可舒片的说明书功能主治为"活血化瘀，行气止痛。用于气滞血瘀引起的胸闷、心悸、头晕、头痛、颈项疼痛；冠心病心绞痛、高血脂、高血压、心律失常见上述症候者"。大家看，是不是明确写着"高血压"？因此，心可舒片的确可以用于肝木病。

实际上，单就是说明书里提示的"胸闷、头晕、头痛、颈项疼痛"症状，足以提示心可舒片是一个可以用于补肝，治疗以肝虚为主的肝木病的方子。

除了高血压，还有一个疾病也与肝木密切相关，那就是抑郁症。抑郁症患者精神萎靡、情绪低落，对很多事情都失去兴趣，什么也不想干。从中医角度看，这本身就是一种阳气虚弱的表现，是阳气虚而引起的萎靡状态，与阳气亢盛引起的兴奋烦躁状态完全相反。而在五脏之中，肝木主升阳，肝木虚则阳气虚，故用辛温升阳补肝之药，就能改善抑郁状态。

心可舒片是一个以补肝为主的方药，能够用于肝虚证。心可舒片用于治疗冠心病合并抑郁、冠心病 PCI（经皮冠状动脉介入治疗）

术后合并抑郁、高血压合并抑郁，甚至糖尿病合并抑郁的临床文献报道较多。从这个角度，也能佐证心可舒片具有补肝作用，并通过补肝而达到治心效果的（图 38-2）。

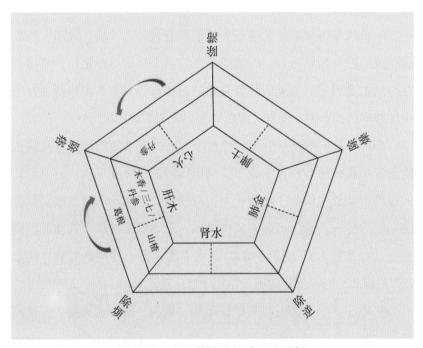

图 38-2　心可舒片的汤液经法图解

第二个中成药，金振口服液。

金振口服液的定位，是小儿专用中成药。准确地说，这是一个名称中没有"小儿""儿童"等提示语的小儿专用中成药，这一点需要我们注意。那么，这个药有什么特点呢？其实，通过说明书的描述就能够看出来。

第一个特点是适应证明确写着"小儿急性支气管炎属痰热咳嗽者"，可知这是一个急性病用药，是一个治疗小儿痰热咳喘的急性病用药。这已经准确地界定了这个中成药的应用范围是痰热咳喘。一方面得有痰，无痰干咳的，最好不要用。另一方面得有热，或者是有明显的嗓子痛，或者痰黄，没有这些热象的，最好不要用。

如果现在马上要入秋了，有一些小朋友出现嗓子咯痰和鼻塞的情况，早上起来，"嗯嗯嗯"地清嗓子，似有痰，又似无。这种情况是不适合用金振口服液的。原因很简单，这种情况下，既没有痰，也没有热。

第二个特点是组方用药比较独特。我们之前反复说过，在治疗肺热咳喘的中成药组方中，最经典的底方是张仲景的麻杏石甘汤。而金振口服液治疗肺热咳喘，恰恰没有用麻杏石甘汤，而是用了一些不太常用的中药，如羚羊角、青礞石、大黄等。

羚羊角，是经典的平肝止惊中药，一般适用于高热惊厥。我们曾经说过，发高热，体温39℃以上的小朋友，服退热药也退不下来的小朋友，既往有过发热惊厥的小朋友，建议在高热时用羚羊角口服液。金振口服液用到羚羊角，足见其退热能力不一般。青礞石，是矿物药，功效是坠痰下气、平肝定惊。它既能祛痰排痰，用于痰证，又能定惊止悸，用于热证，加起来就是痰热证。大黄，通腑泄热，肺与大肠相表里，通大肠的腑，泻肺热。《神农本草经》称大黄"荡涤胃肠积聚"，也是一个经典的清热泻火凉血药。

这些中药都不是肺热咳喘的常用药，但却有各自的独到之处。这些中药加起来，就形成了金振口服液的组方特点和功效特点。

一切治疗以痰少、无痰为主要表现的干咳虚喘的中成药，都不宜与金振口服液联用，如金果饮、养阴清肺丸、百合固金口服液、麦味地黄丸，以及苏黄止咳胶囊、蛤蚧定喘丸等。同样，一切治疗以寒痰、风寒感冒为主的咳嗽的中成药，也不宜与金振口服液联用，如感冒疏风丸、感冒清热颗粒、通宣理肺丸、三拗片等。金振口服液说明书上写的"风寒闭肺、内伤久咳者不适用"，也就是这个意思。

同样是治疗痰热咳嗽的中成药，如果有重复用药的嫌疑，也不可以联用。例如，羚羊清肺丸，同样含有羚羊角、大黄、贝母、黄芩和甘草，治疗痰热咳嗽，功效重复，药味重复，属于重复用药。再如，牛黄蛇胆川贝液，同样含有牛黄和贝母，治疗痰热咳嗽，功效重复，药味重复，属于重复用药。

金振口服液作用比较突出，且用于小儿疾病，故我们可以直接把联合用药限制得更为严格一些，只有功效相同（都是治疗痰热咳嗽）且完全没有成分重复时，才可以减量联用。这也仅仅是限于单药治疗对证但效果不好的情形。

这是金振口服液的基本功效特点，通过中成药说明书，我们就能了解得八九不离十。如果想有更加深刻的认识，我们需要用汤液经法图的思路看看。

金振口服液的组成是羚羊角、平贝母、大黄、黄芩、牛黄、青礞石、生石膏、甘草。其中，羚羊角酸咸，大黄咸，黄芩苦，牛黄苦，青礞石咸甘，石膏酸，甘草甘，治以咸苦甘，辅以酸，苦甘又能化咸，正好构成以咸为主，以酸为辅的治疗组合（图38-3）。

在肺金疾病的治疗上，咸泻肺，酸补肺，辛散肺，咸酸的治疗组合，恰恰就是治疗肺实咳喘的经典组合，用于痰热咳嗽，甚至痰多喘憋，都是合适的。而以口干口渴和干咳为主的肺虚证，不适合；以咽痛发热心烦为主的心实证，也不适合；以鼻塞流清涕为主的肝虚证，也不适合。

正是因为这个中成药的咸泻肺的功效定位，对肺实证患儿来说，多加苦味，多加辛味，多加甘味，多加酸味都是不适合的，会使疗效降低。

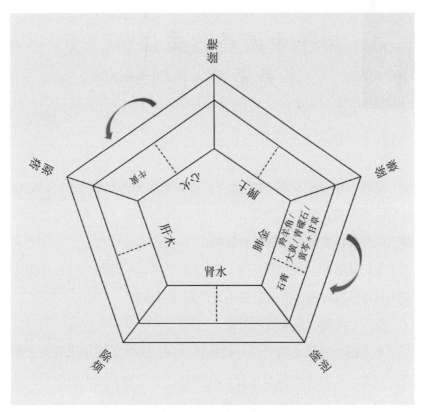

图38-3　金振口服液的汤液经法图解

　　联用的药品多了，不一定就会增加疗效。如果辨证不准确，联用后降低疗效的事情也是经常发生的。无论是中成药，还是中药饮片，都会出现这种情况。既要会加药，也要会减药，这才是真正的精准用药。而《辅行诀》记述的汤液经法体系和汤液经法图，就可以作为怎样加药和减药的指导性理论。

第三十九讲 随机对照试验，可能不适用于中医药临床评价，更不是最高评判标准

有些人说，中医药的疗效是不清楚的，是未经证明的。其实，这句话不完整，他们的意思是说，中医药的疗效，没有经过以随机对照试验为标准的现代医学的证明。

我们从五个角度说明一下，随机对照试验可能是不适合作为中医药临床疗效评价标准的，更不是最高评判标准。

第一个角度，来源于历史课。

我记得小时候的历史课，往往是在讲，哪些年发生了哪些大事件。对此，我基本上都没记住。直到自己独立地思考问题以后，我才发现，原来历史课的重点，根本就不是这些大事件，而是一种唯物史观的思维。简单说，就是把时间，真的当成是时间。

《庄子》云："朝菌不知晦朔，蟪蛄不知春秋。""夏虫不可语于冰者，笃于时也。"这两句意是短时间跨度的事物可能无法理解长时间跨度的事物。客观地讲，许多传统中医理论得不到现代医学理解，可能与两者的时间跨度长短有关。我们不能直接否定任何一方，而是应该谨慎思考和研究。

第二个角度，来源于数学课。

数学课上讲过一种数学理论，叫作概率论。这个理论，就是随机对照试验的统计学基础。概率论是研究事件发生可能性的量度，是通过相同条件下的大量重复随机试验，寻找其中的数学规律。这

其中的重点之一，在于保证"相同条件"。随机对照试验要求，必须做到样本的随机化，才能保证相同条件。例如，在设定好治疗组和对照组之后，确保二组之间的性别、年龄、基础疾病等一些指标，不能有统计学差异。这就是通过随机化的方式控制误差。但是，这种随机化的方式没有分析并解决每一个入组患者的误差，而是通过把误差平摊平分的方式使治疗组和对照组享有同样的误差。

由于这种差异的存在，同一个药物在治疗组的不同患者之间，效果是不一样的。但是我们不管了，只要治疗组与对照组有统计学差异，就是有效。这样做没问题，算是一种药物的发现策略。但是，中医药完全不是这么做的。

从中医药角度看，不同疾病存在的差异，同一疾病不同患者存在的差异，同一疾病不同患者采用相同药物治疗后的效果差异，都是有原因的，有迹可循的，也是可以分析和解决的。这就是中医学一直强调的个体化治疗。中医学辨证分型、组方加减、"一人一方"治疗，都是在分析和解决那些差异。

现代医学的治疗，一般是"千人一方"，而中医药的治疗，一般是"一人一方"。这其中体现的可能是处理差异的能力，一个弱，一个强。

面对差异，随机对照试验的办法是均摊和共享差异，是忽视抵消差异从而寻找共性特点。而传统中医药的办法是从每一个个体入手，直接分析、干预并解决差异。两者天壤之别。因此，以忽视个体差异、寻找共性为特征的随机对照试验，不适用于中医药学以个体化诊疗为特征的临床评价。

第三个角度，来源于哲学课。

哲学上讲整体与部分的辨证统一，整体决定部分，部分不能决定整体，整体具有主导作用，具有部分不具有的性质。

具体到医学上，这里说的整体相当于同类疾病的所有患者。部分相当于参加随机对照试验的患者。由于只是极小部分患者参加了试验，当这个结果推广到整体时，就会出现以偏概全的潜在问题。

为什么国家药监局始终重视药品的上市后再评价？原因就在于，根据在部分患者身上的随机对照试验结果，而推广到整体患者群体使用时，由于部分不能决定整体，很可能会出现未知的安全性问题，或大或小。我们要严密监测，早发现，早解决。

大家知道，有多少药物是因为随机对照试验没发现，但在上市后大规模使用时出现严重不良反应，折戟沙场的吗？

有一个降脂药，叫作西立伐他汀，1997 年上市，据报道曾经 80 个国家 600 万患者使用过这个药物，但因为横纹肌溶解的严重不良反应，撤市了。

还有减肥药西布曲明、通便药酚酞等很多很多药物均是如此。据统计，有近 30 个药物。

为什么会出现这个问题？其实是随机对照试验本身的局限性所致，就是罔顾整体与部分的辨证统一关系在现代药物研发策略上的具体教训。而传统中医药对药物的认识，除了功效，还有四气五味理论、毒性记载和十八反、十九畏配伍禁忌，以及各类医家的论述和实践总结，这些都是源于临床的参考资料。本就具有局限性、只能代表部分患者用药反应的随机对照试验，不适用于中医药整体观医学模式的临床评价。

第四个角度，来源于语文课。

大家普遍认为，中医药学是说不清楚的经验医学，而现代医学是说得清楚的理论医学。而实际上，可能恰恰相反。

对于经验，《辞海》给出了明确的定义。第一，由实践得来的知识或技能；第二，经历；第三，体验。

随机对照试验是一种实践。通过随机对照试验，我们可以了解某种药物在这个特定的人群身上，用概率表达出是有效还是没效。随机对照试验，符合经验的定义，它的本质就是一次经验。除此之外，经验还有一个最重要的特点，就是其不确定性。同样的实践，不同的人会得到不同的结论。多来几次实践，结论也可能会发生变化。明白了这个道理，我们再来看看随机对照试验，就会发现它同样具有不确定性。同样的药物，在不同人群或者不同人种的患者身上做随机对照试验，结果会不一样；同一个药物，多做一些随机对照试验，结果又会不一样。正是为了处理这种不一样，才诞生了Meta分析这门技术，对这些结果不同的随机对照试验进行综合的定性定量分析。但是，经验毕竟是经验，它会随技术发展及实际情况变化。所以，现代医学的疾病治疗指南，才要定期更新，总结一些新的治疗要点，如用小剂量阿司匹林预防心脑血管意外，由原来的比较积极变为现在的更加谨慎。

可以这样说，以随机对照试验为基础的现代医学，从医学层面看，本质就是一种经验医学。它通过一个一个的临床试验积累经验，并且根据这种经验，不停地修订完善治疗指南。

反过来，什么是理论？确定性的知识，不以经验积累而改变的知识，这才是理论。

在数学上，有公理体系，"经过两点只能引一条直线"，就是理论。它不会因为你反复画点、反复做实验引多条直线而改变。

在医学上，中医药学基本原理，阴阳五行，肺与大肠相表里，就是理论。它不会因为你反复做临床试验、反复搞分子生物学研究而改变。在医学层面，现代医学才是经验医学，传统中医学才是理论医学。代表经验医学的随机对照试验，不适用于中医药学这种理论医学的临床评价。

第五个角度，来源于思想政治课。

俗话说，谦虚使人进步，骄傲使人落后。我们不能太自大、自负，而要谦虚。不懂的，就多学习一下。

我相信，很多对中医药大放厥词的人，都不太懂中医药治病救人的原理，需要好好学习一下。

例如，2019 年的《关于促进中医药传承创新发展的意见》，2021 年的《关于加快中医药特色发展若干政策措施》和 2022 年的《"十四五"中医药发展规划》。在这些文件里面，对中医药临床评价的证据体系进行过总结，并将其定义为：中医药理论、人用经验与临床试验"三结合"的证据体系。

为什么要在中医药临床评价的证据中加上"中医药理论"和"人用经验"？不就是因为单纯的临床试验证据，无法解决中医药的问题吗？不就是因为中医药理论在中医医疗活动中越来越被忽视了吗？

说了这么多，中心思想就是一个，随机对照试验对中医药的临床评价，可能是不匹配的，是不适用的。当然，我们不反对开展中药治疗的随机对照试验，这可以是一种依据。但是我们也要清楚，这不是唯一的依据，更不是最高评判标准。不用随机对照试验的依据，用其他依据，同样可以指导中药的临床治疗。

那么，最高评判标准是什么呢？很简单，就是中医药基本理论。我们有自己完整的认识疾病和治疗疾病的理论体系，按照这个理论体系，就可以认识和治疗疾病。下文以 COVID-19 为例说明。

第一步，认识 COVID-19。COVID-19 属于中医外感病范畴，病因无外乎是风、寒、暑、湿、燥、火六淫中的一个或几个。根据发病时间、季节环境和患者症状表现，可以判定病因。不同的发病时间、季节环境和患者人群，病因会变化。2022 年北京 COVID-19 奥密克戎变异株，应该是以风热为主。

第二步，治疗 COVID-19。病因以风热为主，对证选用疏风清热的中药复方治疗，如银翘散。如果治疗不及时或患者体质原因，病情就会进展，若进展为肺热咳喘，对证选用清肺热、止咳喘的中药复方治疗，如麻杏石甘汤。

疾病变化了，治疗也要变化，选药也要变化。治疗效果不佳时，就要考虑性效更强的中药，或增加药力的治疗方案，这就是随证治之。

中医药几千年的历史，不是摆来看的。历代的治疫理论和有效方剂，都是为了在下一次疫病到来时，有备无患。

理论上，任何一个疾病，都可以在中医药理论中找到自己的归宿。任何一个患者，都可以在中医药理论中找到适合自己的最佳治疗方案。影响治疗结果的因素很多，但理论上的最佳治则治法是明确的。其中，有没有随机对照试验，可能并不重要。

实际上，中医药理论体系，才是中医药临床诊疗的支柱。我们要做的，就是在汗牛充栋的中医药古籍中，去粗取精，去伪存真，找到真正的理论源头，还原中医学理论的本来面目，回答中医药理论内部的争议问题，做好正本清源的工作。如此，才能为提高中医药临床疗效奠定基础。

《辅行诀》和汤液经法图
的未来发展

　　本书最后我们简单展望一下《辅行诀》和汤液经法图的未来。

　　《辅行诀》是一本敦煌遗书，在 20 世纪 70 年代张大昌献方之后，经过王雪苔、马继兴和钱超尘等老一辈医史文献大家的努力,《辅行诀》的内容才得以重现，我们才有幸见到陶弘景的这部著作。

　　关于《辅行诀》的真伪，其实网络上也有不同的看法，有人认为这不是陶弘景所著，有人认为这是一本伪书。只不过，我们相信前人的努力，也相信老一辈中医药专家的判断。

　　随着对《辅行诀》及汤液经法图的研究越来越多，我们越来越深刻地感受到《辅行诀》所记载的汤液经法体系很可能是中医组方配伍的源头，是十分宝贵的中医药财富。尤其是其中的汤液经法图，内容清晰，逻辑严谨，能够解释诸多方剂的配伍原理，能够厘清一些有争议的问题，实力强大。对于这个体系，虽然不同于现在常规认识的一些内容，但值得深入挖掘。由于年代久远，现行辨证论治的诸多内容已经与汤液经法体系有所不同，我们除了要整理《辅行诀》内容，还需要按照汤液经法体系的内在逻辑原理，重新建构《辅行诀》未能提及但是临床应用必不可少的一些诊断学和治疗学的内容。

　　例如，重新建构五脏虚实辨证体系，明确各类五脏虚实证型的代表性症状，找到现有辨证论治理论体系下的各类证型与五脏虚实病证的关联。又如，重新建构中药的五行属性，明确非二十五味药精记载的其他常用中药的五行属性、药味，以及药味与功效的关系。还如，重新建构中药组方配伍的治疗学体系，纯补纯泻与攻补兼施的关系，治疗本脏与母子同治的关系，还有用量配比与主次地位的关系、对于五味配伍化合理论的一整套认识等。

好就好在，汤液经法体系是中医组方配伍的源头，这个源头虽然失传了，但是其中的很多内容以碎片化的形式保留了下来，这就给我们重新建构这个体系提供了砖瓦，如现行的脏腑辨证体系和药性理论。有些疾病，现行的脏腑辨证体系与汤液经法体系的认识是一样；有些药物，现行的药性理论记载与汤液经法体系的认识也是一样的。

下篇所讲眩晕和头痛、冰片等都是实例。基于《辅行诀》的重构研究不仅是必要的，而且是可行的。我们反复告诉大家，《辅行诀》不是终点，而是起点。

我们还要注意，由于上述研究中的很多内容都与现行的认识不同，会有一部分人很难接受。在《辅行诀》研究越来越壮大时，就会出现两种声音，一种声音是支持《辅行诀》的，另一种声音就是质疑《辅行诀》的。

在支持《辅行诀》的临床医生和学者中间，也会存在两种观点，一种观点是支持活学活用《辅行诀》和汤液经法图的，另一种观点则认为这种活学活用属于过度解读而加以反对。

我们的态度很明确，由于陶弘景只是"检录"了《汤液经法》三百六十首方剂中的六十首，大约1/6。而且他认为，"诸名医辈，张机、卫汜、华元化、吴普、皇甫玄晏、支法师、葛稚川、范将军等，皆当代名贤，咸师式此《汤液经法》，愍救疾苦，造福含灵。其间增减，虽各擅其异，或致新效，似乱旧经，而其旨趣，仍方圆之于规矩也"。我们认为，不应该固守《辅行诀》的六十首方，而是应该像以前的"诸名医辈"那样，活学活用。

为了尽早还原汤液经法体系，展示中医组方配伍的本原逻辑，我们会努力进行上述重构研究，在诊断学、治疗学和药性理论方面，通过一砖一瓦来还原 3600 年前的这个中医理论体系。

当然，这种重构不是一蹴而就的，也会遇到很多阻力，但是我们有信心、有能力去做好这件事，因为这是伊尹和陶弘景留给我们的财富和责任。这种重构也不是几个人就能完成的，而是需要千百万的中医师、中药师、中医药科研人员和中医药爱好者们共同完成。

希望每一位读者朋友都可以做《辅行诀》和汤液经法图的支持者、宣传者和研究者，让我们携手一起，将代表中华文化的汤液经法体系发扬光大，让中医药的临床疗效再上一个新台阶！

附录部分

附一：《辅行诀脏腑用药法要》范志良抄本（1965 年）

隐居曰：凡学道辈，欲求永年，先须祛疾。或有夙痼，或患时恙，一依五脏补泻法则，服药数剂，必使脏气平和，乃可进修内视之道。不尔，五精不续，真一难守，不入真景也。服药除疾，虽系微事，亦初学之要领也。诸凡杂病，服药汗吐下后，邪气虽平，精气被夺，致令五脏虚疲，当即据证服补汤数剂以补之。不然，时日久旷，或变损证，则生死转侧耳。谨将五脏虚实证候悉列于下，庶几识别无误焉。

辨肝脏病证文并方

肝虚则恐，实则怒。

肝病者，必两胁下痛，痛引少腹。虚则眗眗无所见，耳有所闻，心憺憺然如人将捕之。气逆则耳聋，颊肿。治之取厥阴、少阳血者。

邪在肝，则两胁中痛，中寒，恶血在内，则胻善瘛，节时肿。取之行间以引胁下，补三里以温胃中，取耳间青脉以除其瘛。

陶云：肝德在散，故经云：以辛补之，酸泻之。肝苦急，急食甘以缓之。适其性而衰之也。

小泻肝汤：治肝实，两胁下痛，痛引少腹迫急，时干呕者方。

枳实熬　芍药　生姜各三两

上三味，以清浆水三升，煮取一升，顿服之。不瘥，即重作服之。

大泻肝汤：治头痛，目赤，多恚怒，胁下支满而痛，痛连少腹迫急无奈者方。

枳实熬　芍药　生姜切，各三两　黄芩　大黄　甘草炙，各一两

上六味，以水五升，煮取二升，温分再服。

小补肝汤：治心中恐疑，时多噩梦，气上冲心，越汗出，头目眩晕者方。

桂枝　干姜　五味子各三两　大枣十二枚，去核（一方作薯蓣，当从）

上四味，以水八升，煮取三升，温服一升，日三服。心中悸者，加桂枝一两半；冲气盛者，加五味子一两半；头苦眩者，加术一两半；干呕者，去大枣，加生姜一两半；中满者，去枣，心中如饥者，还用枣；咳逆头苦痛者，加细辛一两半；四肢冷，小便难者，加附子一枚，炮。

大补肝汤：治肝气虚，其人恐惧不安，气自少腹上冲咽，呃声不止，头目苦眩，不能坐起，汗出心悸，干呕不能食，脉细而结者方。

桂枝　干姜　五味子各三两　大枣十二枚，去核（一方作薯蓣，当从）　旋覆花　代赭石烧（一方作牡丹皮，当从）　竹叶各一两

上七味，以水一斗，煮取四升，温服一升，日三夜一服。

辨心脏病证文并方

心虚则悲不已，实则笑不休。

心病者，心胸内痛，胁下支满，膺背肩胛间痛，两臂内痛，虚则胸腹胁下与腰相引而痛。取其经手少阴、太阳及舌下血者，其变刺郄中血者。

邪在心，则病心中痛，善悲，时眩仆，视有余不足而调之。

经云：诸邪在心者，皆心胞代受，故证如是。

陶云：心德在软。故经云：以咸补之，苦泻之；心苦缓，急食酸以收之。

小泻心汤：治心中卒急痛，胁下支满，气逆攻膺背肩胛间，不可饮食，食之反笃者方。

龙胆草　栀子打，各三两　戎盐如杏子大三枚，烧赤

上三味，以醋三升，煮取一升，顿服。少顷，得吐瘥。

大泻心汤：治暴得心腹痛，痛如刀刺，欲吐不吐，欲下不下，心中懊恼，胁背胸支满，迫急不可奈者方。

龙胆草　栀子捣，各三两　戎盐如杏子大三枚　苦参　升麻各二两　豉半升

上六味，以醋六升，先煮药五味，得三升，去滓。纳戎盐，稍煮待消已，取二升，服一升。当大吐，吐已必自泻下，即瘥。（一方无苦参，有通草二两，当从）

小补心汤：治胸痹不得卧，心痛彻背，背痛彻心者方。

栝蒌一枚，捣　薤白八两　半夏半升，洗去滑

上三味，以白戬浆一斗，煮取四升，温服一升，日再服。（一方有杏仁，无半夏）

大补心汤：治胸痹，心中痞满，气结在胸，时从胁下逆抢心，心痛无奈者方。

栝蒌一枚，捣　薤白八两　半夏半升，洗去滑　枳实熬，二两　厚朴二两　桂枝一两　生姜二两，切

上七味，以白酨浆一斗，煮取四升，每服二升，日再。（一方有杏仁半升，熬，无半夏，当从）

心胞气实者，受外邪之动也，则胸胁支满，心中憺憺然大动，面赤目黄，善笑不休，或吐衄血。虚则血气少，善悲，久不已，发癫仆。

小泻心汤：治心气不足，吐血衄血，心中跳动不安者方。

黄连　黄芩　大黄各三两

上三味，以麻沸汤三升，渍一食顷，绞去滓，顿服。

大泻心汤：治心中怔忡不安，胸膺痞满，口中苦，舌上生疮，面赤如新妆，或吐血，衄血，下血者方。

黄连　黄芩　大黄各三两　芍药　干姜炮　甘草炙，各一两

上六味，以水五升，煮取二升，温分再服，日二。

小补心汤：治血气虚少，心中动悸，时悲泣，烦躁，汗出，气噫，脉结者方。

代赭石烧赤，以醋淬三次，打（一方作牡丹皮，当从）　旋覆花　竹叶各二两　豉一两（一方作山萸肉，当从）

上四味，以水八升，煮取三升，温服一升，日三服。怔惊不安者，加代赭石至四两半；烦热汗出者，去豉，加竹叶至四两半，身热还用豉；心中窒痛者，加豉至四两半；气苦少者，加甘草三两；心下痞满者，去豉，加人参一两半；胸中冷而多唾者，加干姜一两半；咽中介介塞者，加旋覆花至四两半。

大补心汤：治心中虚烦，懊憹不安，怔忡如车马惊，饮食无味，干呕气噫，时或多唾，其人脉结而微者方。

代赭石烧赤，入酢中淬三次，打（一方作牡丹皮，当从）　旋覆花　竹叶各三两　豉（一方作山萸肉，当从）　人参　甘草炙　干姜各一两

上七味，以水一斗，煮取四升，温服一升，日三夜一服。

辨脾脏病证文并方

脾实则腹满，飧泄；虚则四肢不用，五脏不安。

脾病者，必腹满肠鸣，溏泻，食不化。虚则身重，苦饥，肉痛，足痿不收，行善瘛，脚下痛。

邪在脾，则肌肉痛。阳气不足则寒中，肠鸣腹痛；阴气不足则善饥，皆调其三里。

陶云：脾德在缓。故经云：以甘补之，辛泻之；脾苦湿，急食苦以燥之。

小泻脾汤：治脾气实，下利清谷，里寒外热，腹冷，脉微者方。

附子一枚，炮　干姜　甘草炙，各三两

上三味，以水三升，煮取一升，顿服。

大泻脾汤：治腹中胀满，干呕，不能食，欲利不得，或下利不止者方。

附子一枚，炮　干姜　甘草炙，各三两　黄芩　大黄　芍药各一两

上六味，以水三升，煮取二升，温分再服，日二。

小补脾汤：治饮食不化，时自吐利，吐利已，心中苦饥。或心下痞满，脉微，无力，身重，足痿，善转筋者方。

人参　甘草炙　干姜各三两　术一两

上四味，以水八升，煮取三升，分三服，日三。若脐上筑动者，

255

去术，加桂四两；吐多者，去术，加生姜三两；下多者，仍用术；心中悸者，加茯苓一两；渴欲饮者，加术至四两半；腹中满者，去术，加附子，一枚，炮；腹中痛者，加人参一两。

　　大补脾汤：治脾气大疲，饮食不化，呕吐下利，其人枯瘦如柴，立不可动转，口中苦干渴，汗出，气急，脉微而时结者方。

　　人参　甘草炙　干姜各三两　白术　麦门冬　五味子　旋覆花（一方作牡丹皮，当从）各一两

　　上七味，以水一斗，煮取四升，温分四服，日三夜一服。

辨肺脏病证文并方

　　肺虚则鼻息不利；实则喘咳，凭胸仰息。

　　肺病者，必咳喘逆气，肩息背痛，汗出憎风。虚则胸中痛，少气，不能报息，耳聋，咽干。

　　邪在肺，则皮肤痛，发寒热，上气喘，汗出，咳动肩背。取之膺中外输，背第三椎旁，以手按之快然，乃刺之，取缺盆以越之。

　　陶云：肺德在收。故经云：以酸补之，咸泻之。肺苦气上逆，急食辛以散之，开腠理以通气也。

　　小泻肺汤：治咳喘上气，胸中迫满，不可卧者方。

　　葶苈子熬黑，捣如泥　大黄　芍药各三两

　　上三味，以水三升，煮取二升，温分再服，喘定止后服。

　　大泻肺汤：治胸中有痰涎，喘不得卧，大小便闭，身面肿，迫满，欲得气利者方。

　　葶苈子熬　大黄　芍药各三两　甘草炙　黄芩　干姜各一两

　　上六味，以水五升，煮取二升，温分再服，日二服。

　　小补肺汤：治烦热汗出，口渴，少气不足息，胸中痛，脉虚者方。

麦门冬　五味子　旋覆花各三两（一方作牡丹皮，当从）　细辛一两

上四味，以水八升，煮取三升，每服一升，日三服。胸中烦热者，去细辛，加海蛤一两；苦闷痛者，加细辛一两；咳痰不出，脉结者，倍旋覆花为六两；苦眩冒者，去细辛，加泽泻一两；咳而吐血者，倍麦门冬为六两；苦烦渴者，去细辛，加粳米半升；涎多者，乃用细辛，加半夏半升，洗。

大补肺汤：治烦热汗出，少气不足息，口干，耳聋，脉虚而快者方。

麦门冬　五味子　旋覆花各三两（一方作牡丹皮，当从）　细辛　地黄　竹叶　甘草各一两

上七味，以水一斗，煮取四升，温分四服，日三夜一服。

辨肾脏病证文并方

肾气虚则厥逆，实则腹满，面色正黑，泾溲不利。

肾病者，必腹大胫肿，身重嗜寝。虚则腰中痛，大腹小腹痛，尻阴股膝挛，胻足皆痛。

邪在肾，则骨痛，阴痹。阴痹者，按之不得。腹胀腰痛，大便难，肩背项强痛，时眩仆。取之涌泉、昆仑，视有余血者尽取之。

陶云：肾德在坚。故经云：以苦补之，甘泻之；肾苦燥，急食咸以润之，至津液生也。

小泻肾汤：治小便赤少，少腹满，时足胫肿者方。

茯苓　甘草　黄芩各三两

上三味，以水三升，煮取一升，顿服。

大泻肾汤：治小便赤少，时尿血，少腹迫满而痛，腰痛如折，耳鸣者方。

茯苓　甘草　黄芩各三两　大黄　芍药　干姜各一两

上六味，以水五升，煮取二升，日二温服。

小补肾汤：治虚劳失精，腰痛，骨蒸羸瘦，小便不利，脉快者方。

地黄　竹叶　甘草各三两　泽泻一两

上四味，以水八升，煮取三升，日三服。小便血者，去泽泻，加地榆一两；大便见血者，去泽泻，加伏龙肝如鸡子大；苦遗精者，易生地黄为熟地黄；小便冷，茎中痛者，倍泽泻为二两；少腹苦迫急者，去泽泻，加牡丹皮一两；心烦者，加竹叶二两；腹中热者，加栀子十四枚，打。

大补肾汤：治精血虚少，骨痿，腰痛，不可行走，虚热冲逆，头目眩，小便不利，脉软而快者方。

地黄　竹叶　甘草各三两　泽泻　桂枝　干姜　五味子各一两

上七味，以长流水一斗，煮取四升，温分四服，日三夜一服。

总上述五脏小补泻汤用药法，今附表列下。

补法用药

肝	心	脾	肺	肾	心包	
桂枝	代赭石	人参	麦冬	地黄	薤白	君
干姜	旋覆花	甘草	五味子	竹叶	栝楼	臣
五味子	竹叶	干姜	旋覆花	甘草	半夏	佐
大枣	豉	术	细辛	泽泻	白㪵	使

泻法用药

肝	心	脾	肺	肾	心包	
枳实	黄连	附子	葶苈	茯苓	龙胆	君
芍药	黄芩	干姜	大黄	甘草	栀子	臣
生姜	大黄	甘草	芍药	黄芩	戎盐	佐使

陶曰：又有泻方五首，以救诸病误治，致生变乱者也。

泻肝汤：救误用吐法。其人神气素虚，有痰澼发动，呕吐不止，惊烦不宁方。

枳实熬　芍药　代赭石烧（一方作牡丹皮，当从）　旋覆花　竹叶各三两（一方有生姜二两，当从）

上五味，以水七升，煮取三升，温分再服。

泻心汤：救误用清下，其人阳气素实，外邪乘虚陷入，致心下痞满，食不下，利反不止，雷鸣腹痛方。

黄连　黄芩　人参　甘草炙　干姜各三两（一方有大枣十二枚）

上五味，以水七升，煮取三升，温分再服。

泻脾汤：救误用冷寒。其人阴气素实，卫气不通，致腹中滞胀，反寒不已方。

附子炮　干姜　麦门冬　五味子　旋覆花各三两,（一方有细辛三两）

上五味，以水七升，煮取三升，温分再服。

泻肺汤：救误用火法。其人血素燥，致令神识迷妄如痴，吐血、衄血，胸中烦满，气结方。

葶苈子熬黑,捣如泥　大黄　生地黄　竹叶　甘草各三两

上五味，以水七升，煮取三升，温分再服。

泻肾汤：救误用汗法。其人阳气素虚，致令阴气逆升，心中悸

动不安，冒，汗出不止方。

　　茯苓　甘草　桂枝　生姜　五味子各三两

　　上五味，以水七升，煮取三升，温分再服。

　　陶云：经方有救诸劳损病方，亦有五首，然综观其要义，盖不外虚候方加减而已。录出以备修真之辅，拯人之危也。然其方意深妙，非俗浅所识。缘诸损候，脏气互乘，虚实杂错，药味寒热并行，补泻相参，先圣遗奥，出人意表。汉晋以还，诸名医辈，张机、卫汜、华元化、吴普、皇甫玄晏、支法师、葛稚川、范将军等，皆当代名贤，咸师式此《汤液经法》，愍救疾苦，造福含灵。其间增减，虽各擅其异，或致新效，似乱旧经，而其旨趣，仍方圆之于规矩也。

　　养生补肝汤：治肝虚，筋极，腹中坚澼，大便闭塞方。

　　蜀椒汗，一升　桂心三两　韭叶切，一把　芍药三两　芒硝半斤
胡麻油一升

　　上六味，以水五升，先煮椒、桂、韭叶、芍药，取得三升，去滓。纳芒硝于内，待消已，即停火。将麻油倾入，乘热，急以桑枝三枚，各长尺许，不住手搅，令与药和合为度。共得三升，温分三服，一日尽之。

　　调中补心汤：治心劳，脉极，心中烦悸，神识恍惚方。

　　旋覆花一升（一方作牡丹皮，当从）　栗子打，去壳，十二枚　葱叶十四茎　豉半斤（一方作山萸肉，当从）　栀子十四枚，打　人参三两，切

　　上六味，以清酒四升，水六升，煮取三升，温分三服，日三。

　　建中补脾汤：治脾虚，肉极，羸瘦如柴，腹中拘急，四肢无力方。

　　甘草二两，炙　大枣十二枚，擘　生姜三两，切　黄饴一升　芍药六两　桂枝二两

上六味，以水七升，煮取三升，去滓，纳饴，更上火，令消已，温服一升，日尽之。

宁气补肺汤：治肺虚，气极，烦热，汗出，口舌渴燥方。

麦门冬二升　五味子一升　白酨浆五升　芥子半升　旋覆花一两
竹叶三把

上六味，以白酨浆共煮，取得三升，温分三服，日尽之。

固元补肾汤：治肾虚，精极，遗精，失尿，气乏无力，不可动转，唾血、咯血方。

地黄切　王瓜根切，各三两　苦酒一升　甘草炙　薤白各四两　干姜二两，切

上六味，以苦酒合井泉水五升煮之，取得三升，每服一升，一日尽之。

陶云：经云：毒药攻邪，五菜为充，五果为助，五谷为养，五畜为益，尔乃大汤之设。今所录者，皆小汤耳。若欲作大汤者，补肝汤内加羊肝，补心加鸡心，补脾加牛肉，补肺加犬肺，补肾加猪肾各一具，即成也。

陶隐居云：依《神农本经》及《桐君采药录》，上、中、下三品之药，凡三百六十五味，以应周天之度，四时八节之气。商有圣相伊尹，撰《汤液经法》三卷，为方亦三百六十首。上品上药，为服食补益方者，百二十首；中品中药，为疗疾祛邪之方，亦百二十首；下品毒药，为杀虫辟邪痈疽等方，亦百二十首。凡共三百六十首也。实万代医家之规范，苍生护命之大宝也。今检录常情需用者六十首，备山中预防灾疾用耳。检用诸药之要者，可默契经方之旨焉。经云：在天成象，在地成形，天有五气，化生五味，五味之变，不可胜数。今者约列二十五种，以明五行互含之迹，以明五味变化之用，如下：

味辛皆属木，桂为之主。椒为火，姜为土，细辛为金，附子为水。

味咸皆属火，旋覆花为之主。大黄为木，泽泻为土，厚朴为金，硝石为水。

味甘皆属土，人参为之主。甘草为木，大枣为火，麦冬为金，茯苓为水。

味酸皆属金，五味为之主。枳实为木，豉为火，芍药为土，薯蓣为水。

味苦皆属水，地黄为之主。黄芩为木，黄连为火，术为土，竹叶为金。

此二十五味，为诸药之精，多疗五脏六腑内损诸病，学者当深契焉。

今将金石药三十种，以明五行互含之迹，以明五味变化之用，列下：

味辛皆属木，琅玕、桂枝主，龙肝、生姜为火，黄土、干姜为土，砒石、细辛为金，阳起石、附子为水。

味咸皆属火，磁石、旋覆花主，凝水石、大黄为木，禹粮、泽泻为土，芒硝、厚朴为金，硝石、葶苈为水。

味甘皆属土，赤石脂、人参主，云母、甘草为木，石英、大枣为火，石膏、麦冬为金，乳石、茯苓为水。

味酸皆属金，白矾、五味主，石绿、枳实为木，石胆、豉为火，硫黄、芍药为土，皂矾、薯蓣为水。

味苦皆属水，滑石、地黄主，代赭石、黄芩为木，丹砂、黄连为火，雄黄、术为土，垩土、竹叶为金。

硇砂、桂心为木，矾石、栝楼为火，姜石、薤白为土，曾青、山萸肉为金，卤碱、龙胆为水。

诸小泻散汤法：

肝：硫黄、白矾、雄黄各三两。

心：丹砂、代赭石、禹粮石各三两。

脾：阳起石、雄黄、石膏各三两。

肺：芒硝、禹粮石、白矾各三两。

肾：乳石、石膏、代赭石各三两。

诸大泻散汤法：

肝：硫黄、白矾、凝水石各三两，硝石、垩土各一两。

心：丹砂、代赭石、赤石脂各三两，石膏、雄黄各一两。

脾：阳起石、黄土、石绿各三两，胆矾、硝石各一两。

肺：芒硝、禹粮石、滑石各三两，垩土、石膏各一两。

肾：乳石、石膏、琅玕各三两，伏龙肝、胆矾各一两。

此篇所列大泻散汤法，上三味是本君臣，下二味是其所生之补方。此所谓邪实则正虚之义，泻实则补之也。

诸小补散汤法：

肝：琅玕、雄黄、石胆各三两，石英一两。

心：凝水石、硝石、垩土各三两，皂矾一两。

脾：云母、石英、雄黄各三两，黄土一两。

肺：石绿、胆矾、硝石各三两，砒石一两。

肾：滑石、垩土、石英各三两，磁石一两。

诸大补散汤法：

肝：琅玕、雄黄、石胆各三两，石英、芒硝、滑石、凝水石、硝石各二两。

心：凝水石、硝石、垩土各三两，皂矾、石脂、滑石、云母、石英各二两。

脾：云母、石英、雄黄各三两，黄土、硫黄、凝水石、石绿、胆矾各二两。

肺：石绿、胆矾、硝石各三两，砒石、丹砂、云母、滑石、垩土各二两。

肾：滑石、垩土、石英各三两，磁石、阳起石、石绿、琅玕、龙胆各二两。

此篇所列大补散汤法，即小补散汤法加益其所生、制其所克、助以母气者。

有大泻诸散汤法，悉是加下方臣使者，如《难经》之义，母能令子虚，子能令母实。

肝：硫黄、白矾、雄黄各三两，石膏、代赭石、禹粮石各一两。

心：丹砂、代赭石、禹粮石各三两，白矾、雄黄、石膏各一两。

脾：阳起石、雄黄、石膏各三两，代赭石、禹粮石、白矾各一两。

肺：芒硝、禹粮石、白矾各三两，雄黄、石膏、代赭石各一两。

肾：乳石、石膏、代赭石各三两，禹粮石、白矾、雄黄各一两。

有治五劳五方：

肝劳：雄黄、白矾、丹砂各三两，羊肉六两。

心劳：禹粮石、滑石、石英各三两，鸡肉六两。

脾劳：石膏、琅玕、硫黄各三两，牛肉六两。

肺劳：硫黄、垩土、代赭石各三两，狗肉六两。

肾劳：阳起石、雄黄、石膏各三两，猪肉六两。

五劳诸方，皆虚中加实，所谓正虚则生邪实也。

经云：主于补泻者为君，数量同于君而非主故为臣，从于佐监者为佐使。

陶隐居曰：此图乃《汤液经法》尽要之妙，学者能谙于此，医道毕矣。

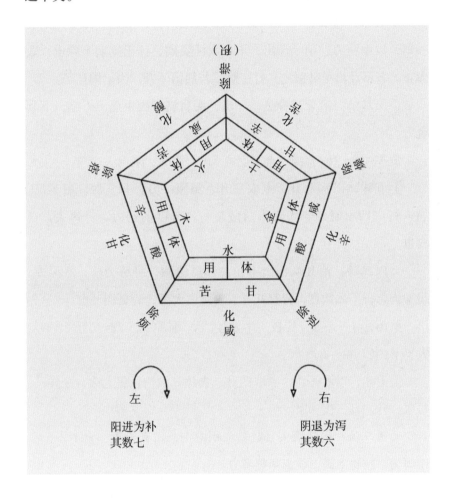

弘景曰：外感天行，经方之治，有二旦、六神大小等汤。昔南阳张机，依此诸方，撰为《伤寒论》一部，疗治明悉，后学咸尊奉之。山林辟居，仓卒难防，外感之疾，日数传变，生死往往在三五日间，岂可疏忽！若能深明此数方者，则庶无蹈险之虞也。今亦录而识之。

小阳旦汤：治天行发热，自汗出而恶风，鼻鸣干呕者方。

桂枝三两　芍药三两　生姜二两，切　甘草炙，二两　大枣十二枚

上五味，以水七升，煮取三升，温服一升，服已，即啜热粥饭一器，以助药力。稍令汗出，不可大汗流漓，汗出则病不除也，取瘥止。若不汗出可随服之。日三服。若加饴一升，为正阳旦汤。

小阴旦汤：治天行身热，汗出，头目痛，腹中痛，干呕，下利者方。

黄芩三两　芍药三两　生姜二两，切　甘草二两，炙　大枣十二枚

上五味，以水七升，煮取三升，温服一升，日三服。服汤已，如人行三四里时，令病者啜白酨浆一器，以助药力。身热去，自愈也。

大阳旦汤：治凡病汗出不止，气息惙惙，身劳力怯，恶风凉，腹中拘急，不欲饮食，皆宜此方。若脉虚大者，为更切证也。

黄芪五两　人参　桂枝　生姜各三两　甘草炙，二两　芍药六两　大枣十二枚　饴一升

上七味，以水一斗，煮取四升，去滓。纳饴，更上火，令烊已。每服一升，日三夜一服。

大阴旦汤：治凡病头目眩晕，咽中干，每喜干呕，食不下，心中烦满，胸胁支满，往来寒热者方。

柴胡八两　人参　黄芩　生姜各三两　甘草炙，二两　芍药四两　大枣十二枚　半夏一升，洗

上八味，以水一斗二升，煮取六升，去滓。重上火，缓缓煎之，取得三升。温服一升，日三服。

小青龙汤：治天行发热，恶寒，汗不出而喘，身疼痛，脉紧者方。

麻黄三两　杏仁半升，熬，打　桂枝二两　甘草炙，一两半

上四味，以水七升，先煮麻黄，减二升，掠去上沫，纳诸药，煮取三升，去滓，温服八合。必令汗出彻身，不然恐邪不尽散也。

大青龙汤：治天行，表不解，心下有水气，干呕，发热而喘咳不已者方。

麻黄去节　细辛　芍药　甘草炙　桂枝各三两　五味子半升　半夏半升　干姜三两

上八味，以水一斗，先煮麻黄，减二升，掠去上沫。纳诸药，煮取三升，去滓，温服一升，日三服。（一方无干姜，作七味，当从）

小白虎汤：治天行热病，大汗出不止，口舌干燥，饮水数升不已，脉洪大者方。

石膏如鸡子大，绵裹　知母六两　甘草炙，二两　粳米六合

上四味，先以水一斗，熬粳米，熟讫去米。纳诸药，煮取六升，温服二升，日三服。

大白虎汤：治天行热病，心中烦热，时自汗出，舌干，渴欲饮水，时呷嗽不已，久不解者方。

石膏如鸡子大一枚，打　麦门冬半升　甘草炙，二两　粳米六合　半夏半升　生姜二两，切　竹叶三大握

上七味，以水一斗二升，先煮粳米，米熟讫去米。纳诸药，煮至六升，去滓，温服二升，日三服。

小朱雀汤：治天行热病，心气不足，内生烦热，坐卧不安，时下利纯血如鸡鸭肝者方。

鸡子黄二枚　阿胶三锭　黄连四两　黄芩　芍药各二两

上五味，以水六升，先煮连、芩、芍三物，取三升，去滓。纳胶，更上火，令烊尽。取下待小冷，下鸡子黄，搅令相得。温服七

合，日三服。

大朱雀汤：治天行热病，重下，恶毒痢，痢下纯血，日数十行，羸瘦如柴，心中不安，腹中绞急，痛如刀刺者方。

鸡子黄二枚　阿胶三锭　黄连四两　黄芩　芍药各二两　人参二两　干姜二两

上七味，以水一斗，先煮连、芩、姜等四物，得四升讫，纳醇苦酒二升，再煮至四升讫去滓。次纳胶于内，更上火，令烊。取下，待小冷，纳鸡子黄，搅令相得即成。每服一升，日三夜一服。

小玄武汤：治天行病，肾气不足，内生虚寒，小便不利，腹中痛，四肢冷者方。

茯苓三两　芍药三两　白术二两　干姜三两　附子一枚，炮，去皮

上五味，以水八升，煮取三升，去滓，温服七合，日三服。

大玄武汤：治肾气虚疲，少腹中冷，腰背沉重，四肢冷，小便不利，大便鸭溏，日十余行，气惙力弱者方。

茯苓三两　白术二两　附子一枚，炮　芍药二两　干姜二两　人参二两　甘草二两，炙

上七味，以水一斗，煮取四升，温服一升，日三夜一服。

弘景曰：阳旦者，升阳之方，以黄芪为主；阴旦者，扶阴之方，以柴胡为主；青龙者，宣发之方，以麻黄为主；白虎者，收重之方，以石膏为主；朱雀者，清滋之方，以鸡子黄为主；玄武者，温渗之方，以附子为主。此六方者，为六合之正精，升降阴阳，交互金木，即济水火，乃神明之剂也。张机撰《伤寒论》，避道家之称，故其方皆非正名也，但以某药名之，以推主为识耳。

陶隐居云：中恶卒死者，皆脏气被壅，致令内外隔绝所致也。神仙有开五窍以救卒死中恶之方五首，录如下。

点眼以通肝气：治跌仆，臂腰挫闪，气血着滞，作痛一处，不可欠伸、动转方。

矾石烧赤，取凉冷，研为细粉。每用少许，以醋蘸，点目大眦，痛在左侧点右眦，痛在右侧点左眦，当大痒，螫泪大出则愈。

吹鼻以通肺气：治诸凡卒死，息闭不通者，皆可用此法活之。

皂角刮去皮弦，用净肉，火上炙燥，如杏核大一块，细辛根等分，共为极细末。每用苇管吹鼻中少许，得嚏则活也。

着舌而通心气：治中恶，急心痛，手足厥者，顷刻可杀人。看其人唇舌青紫者及指甲青冷者是。

硝石五钱匕　雄黄一钱匕

上二味，共为极细末。启病者舌，着散一匕于舌下，少时即定。若有涎出，令病者随涎咽下，必愈。

启喉以通肺气：治过食难化之物，或异品有毒，宿积不消，毒势攻注，心腹痛如刀搅。

赤小豆　瓜蒂各等分

共为散，每用咸豉半升，以水二升，煮豉取一升，去滓。纳散一匕，顿服，少顷当大吐则瘥。

灌耳方：救饮水过，小便闭塞，涓滴不通方。

烧汤一斗，入戎盐一升，葱白十五茎，莫令葱太熟。勺汤指试不太热，即灌耳中。令病者侧卧，下侧以一盆着汤，承耳下熏之，少时小便通，立愈。

上五方，乃神仙救急之道，若畜病者，可倍用之。

启喉方：救误食诸毒及生冷硬物，宿积不消，心中痛疼方。

赤小豆、瓜蒂各等分。为散讫，加盐、豉少许，共捣为丸。以竹箸启病者齿，温水送入口中，得大吐即愈。

熨耳以通肾气：治梦魇不寤。

烧热汤二升，入戎盐七合，令烊化已，切葱白十五茎内汤内。视汤再沸，即将葱取出，捣如泥，以麻布包之，熨病者二耳，令葱气入耳，病者即寤也。

一九六五年二月初六夜抄完

附二：《敦煌古医籍考释》中记载的《辅行诀脏腑用药法要》

《辅行诀脏腑用药法要》

梁华阳　隐居　陶弘景　撰

隐居曰：凡学道辈，欲求永年，先须祛疾。或有夙瘤，或患时恙，一依五脏补泻法则，服药数剂，必使脏气平和，乃可进修内视之道。不尔，五精不续，真一难守，不入真景也。服药除疾，虽系微事，亦初学之要领也。诸凡杂病，服药汗吐下后，邪气虽平，精气被夺，致令五脏虚疲，当即据证服补汤数剂以补之。不然，时日久旷，或变损证，则生死转侧耳。谨将五脏虚实证候悉列于下，庶几识别无误焉。

辨肝脏病证文并方

肝虚则恐；实则怒。

肝病者，必两胁下痛，痛引少腹。虚则目𥆟𥆟无所见，耳有所闻，心憺憺然如人将捕之；气逆则耳聋，颊肿。治之取厥阴、少阳血者。

邪在肝，则两胁中痛，中寒，恶血在内，则胻善瘛，节时肿。取之行间以引胁下，补三里以温胃中，取耳间青脉以去其瘛。

陶云：肝德在散。故经云：以辛补之，酸泻之；肝苦急，急食甘以缓之。适其性而衰之也。

小泻肝汤。治肝实，两胁下痛，痛引少腹迫急，当有干呕者方。

枳实熬　芍药　生姜各三两

上三味，以清浆三升，煮取一升，顿服之。不瘥，即重作服之。

大泻肝汤。治头痛，目赤，时恚怒，胁下支满而痛，痛连少腹迫急无奈方。

枳实熬　芍药　甘草炙，各三两　黄芩　大黄　生姜切，各一两

上六味，以水五升，煮取二升，温分再服。

小补肝汤。治心中恐疑，时多恶梦，气上冲心，越汗出，头目眩晕者方。

桂枝　干姜　五味子各三两　大枣十二枚，去核，一方作薯蓣，当从

上四味，以水八升，煮取三升，温服一升，日三服。心中悸者，加桂枝一两半；冲气盛者，加五味子一两半；头苦眩者，加白术一两半；干呕者，去大枣，加生姜一两半；中满者，去枣，心中如饥者，还用枣；咳逆头苦痛者，加细辛一两半；四肢冷，小便难者，加附子一枚，炮。

大补肝汤。治肝气虚，其人恐惧不安，气自少腹上冲咽，呃声不止，头目苦眩，不能坐起，汗出，心悸，干呕不能食，脉弱而结者方。

桂枝　干姜　五味子各三两　旋覆花　代赭石烧，一方作牡丹皮，当从　竹叶各一两　大枣十二枚，去核，一方作薯蓣，当从

上七味，以水一斗，煮取四升，温服一升，日三夜一服。

辨心脏病证文并方

心虚则悲不已，实则笑不休。

心病者，心胸内痛，胁下支满，膺背肩胛间痛，两臂内痛。虚则

胸腹胁下与腰相引而痛。取其经手少阴、太阳及舌下血者，其变刺郄中血者。

邪在心，则病心中痛，善悲，时眩仆，视有余不足而调之。

经云：诸邪在心者，皆心胞代受，故证如是。

陶云：心德在软。故经云：以咸补之，苦泻之；心苦缓，急食酸以收之。

<u>小泻心汤</u>。治心中卒急痛，胁下支满，气逆攻膺背肩胛间，不可饮食，食之反笃者方。

龙胆草　栀子打，各三两　戎盐如杏子大三枚，烧赤

上三味，以醋三升，煮取一升，顿服。少顷，得吐瘥。

<u>大泻心汤</u>。治暴得心腹痛，痛如刀刺，欲吐不吐，欲下不下，心中懊恼，胁背胸支满破急不可奈者方。

龙胆草　栀子捣，各三两　苦参　升麻各二两　豉半升　戎盐如杏子大三枚。一方无苦参，有通草二两，当从

上六味，以醋六升，先煮上五味，得三升许，去滓。纳戎盐，稍煮待消已，取二升，服一升。当大吐，吐已必自泻下，即瘥。

<u>小补心汤</u>。治胸痹不得卧，心痛彻背，背痛彻心者方。

栝蒌一枚，捣　薤白八两　半夏半斤，洗去滑。一方有杏仁，无半夏，熬

上三味，以白蔹浆一斗，煮取四升，温服一升，日再服。

<u>大补心汤</u>。治胸痹，心中痞满，气结在胸，时从胁下逆抢心，心痛无奈方。

栝蒌一枚，捣　薤白八两　半夏半升，洗去滑　枳实熬，二两　厚朴炙，二两　桂枝一两。一方有杏仁半升，熬，无半夏，当从

上六味，以白蔹浆一斗，煮取四升，每服二升，日再。

心胞气实者，受外邪之动也。则胸胁支满，心中憺憺大动，面

273

赤，目黄，善笑不休。虚则血气少，善悲，久不已，发癫仆。

小泻心汤。治胸腹支满，心中跳动不安者方。

黄连　黄芩　大黄各三两

上三味，以麻沸汤三升，渍一食顷，绞去滓，顿服。

大泻心汤。治心中忡忡不安，胸膺痞满，口中苦，舌上生疮，面赤如新妆，或吐血、衄血、下血者方。

黄连　黄芩　芍药各三两　干姜炮　甘草炙　大黄各一两

上六味，以水五升，煮取二升，温分再服，日二。

小补心汤。治血气虚少，心中动悸，时悲泣，烦躁，汗出，气噫，脉结者方。

代赭石烧赤，以酢淬三次打。一方作牡丹皮，当从　旋覆花　竹叶各二两　豉一两，一方作山萸肉，当从

上方四味，以水八升，煮取三升，温服一升，日三服。怔惊不安者，加代赭石为四两半；烦热汗出者，去豉，加竹叶至四两半，身热还用豉；心中窒痛者，加豉至四两半；气苦少者，加甘草三两；心下痞满者，去豉，加人参一两半；胸中冷而多唾者，加干姜一两半；咽中介介塞者，加旋覆花至四两半。

大补心汤。治心中虚烦，懊怅不安，怔忡如车马惊，饮食无味，干呕，气噫，时或多唾，其人脉结而微者方。

代赭石烧赤，入酢中淬三次，打。一方作牡丹皮，当从　旋覆花　竹叶各三两　豉一方作山萸肉，当从　人参　甘草炙　干姜各一两

上方七味，以水一斗，煮取四升，温服一升，日三夜一服。

辨脾脏病证文并方

脾实则腹满，飧泄；虚则四肢不用，五脏不安。

脾病者，必腹满肠鸣，溏泻，食不化。虚则身重，苦饥，肉痛，足痿不收，行善瘛，脚下痛。

邪在脾，则肌肉痛。阳气不足，则寒中，肠鸣，腹痛；阴气不足，则善饥。皆调其三里。

陶云：脾德在缓。故经云：以甘补之，辛泻之；脾苦湿，急食苦以燥之。

小泻脾汤。治脾气实，下利清谷，里寒外热，腹冷，脉微者方。

附子一枚，炮　干姜　甘草炙，各三两

上三味，以水三升，煮取一升，顿服。

大泻脾汤。治腹中胀满，干呕，不能食，欲利不得，或下利不止者方。

附子一枚，炮　干姜三两　黄芩　大黄　芍药　甘草炙，各一两

上方六味，以水五升，煮取二升，温分再服，日二。

小补脾汤。治饮食不化，时自吐利，吐利已，心中苦饥；或心下痞满，脉微，无力，身重，足痿，善转筋者方。

人参　甘草炙　干姜各三两　白术一两

上四味，以水八升，煮取三升，分三服，日三。若脐上筑动者，去术，加桂四两；吐多者，去术，加生姜三两；下多者，仍用术；心中悸者，加茯苓一两；渴欲饮者，加术至四两半；腹中满者，去术，加附子，一枚，炮；腹中痛者，加人参一两；寒者，加干姜一两。

大补脾汤。治脾气大疲，饮食不化，呕吐下利，其人枯瘦如柴，立不可动转，口中苦干渴，汗出，气急，脉微而时结者方。

人参　甘草炙，各三两　干姜三两　术　麦门冬　五味子　旋覆花一方作牡丹皮，当从，各一两

上七味，以水一斗，煮取四升，温分四服，日三夜一服。

辨肺脏病证文并方

肺虚则鼻息不利；实则喘咳，凭胸仰息。

肺病者，必咳喘逆气，肩息，背痛，汗出憎风。虚则胸中痛，少气，不能报息，耳聋，咽干。

邪在肺，则皮肤痛，发寒热，上气喘，汗出，咳动肩背。取之膺中外输，背第三椎傍，以手按之快然，乃刺之，取缺盆以越之。

陶云：肺德在收。故经云：以酸补之，咸泻之；肺苦气上逆，急食辛以散之，开腠理以通气也。

小泻肺汤。治咳喘上气，胸中迫满，不可卧者方。

葶苈子熬黑，捣如泥　大黄　芍药各三两

上三味，以水三升，煮取二升，温分再服，喘定止后服。

大泻肺汤。治胸中有痰涎，喘不得卧，大小便闭，身面肿，迫满，欲得气利者方。

葶苈子熬　大黄　芍药各三两　甘草炙　黄芩　干姜各一两

上六味，以水五升，煮取二升，温分再服，日二服。

小补肺汤。治汗出，口渴，少气不足息，胸中痛，脉虚者方。

麦门冬　五味子　旋覆花各三两，一方作牡丹皮，当从　细辛一两

上四味，以水八升，煮取三升，每服一升，日三服。若胸中烦热者，去细辛，加海蛤一两；苦闷痛者，加细辛一两；咳痰不出，脉结者，倍旋覆花为六两；苦眩冒者，去细辛，加泽泻一两；咳而出血者，倍麦门冬为六两；苦烦渴者，去细辛，加粳米半升；涎多者，仍用细辛，加半夏半升洗。

大补肺汤。治烦热汗出，少气不足息，口干，耳聋，脉虚而快者方。

麦门冬　五味子　旋覆花各三两，一方作牡丹皮，当从　细辛一两　地黄　竹叶　甘草各一两

上七味，以水一斗，煮取四升，温分四服，日三夜一服。

辨肾脏病证文并方

肾气虚则厥逆，实则腹满，面色正黑，泾溲不利。

肾病者，必腹大胫肿，身重，嗜寝。虚则腰中痛，大腹小腹痛，尻阴股膝挛，腨足皆痛。

邪在肾，则骨痛，阴痹。阴痹者，按之不得。腹胀，腰痛，大便难，肩背项强痛，时眩仆。取之涌泉、昆仑，视有余血者尽取之。

陶云：肾德在坚。故经云：以苦补之，甘泻之；肾苦燥，急食咸以润之，至津液生也。

小泻肾汤。治小便赤少，少腹满，时足胫肿者方。

茯苓　甘草　黄芩各三两

上三味，以水三升，煮取一升，顿服。

大泻肾汤。治小便赤少，时尿血，少腹迫满而痛，腰如折，耳鸣者方。

茯苓　甘草　大黄　黄芩各三两　芍药　干姜各一两

上方六味，以水五升，煮取二升，日二温服。

小补肾汤。治虚劳失精，腰痛，骨蒸羸瘦，脉快者方。

地黄　竹叶　甘草各三两　泽泻一两

上四味，以水八升，煮取三升，日三服。若小便血者，去泽泻，加地榆一两；若大便见血者，去泽泻，加伏龙肝如鸡子大；若苦遗精者，易生地黄为熟地黄；若小便冷，茎中痛，倍泽泻为二两；少腹苦迫急者，去泽泻，加牡丹皮一两；小便不利者，仍用泽泻；心

烦者，加竹叶；腹中热者，加栀子十四枚，打。

<u>大补肾汤</u>。治精气虚少，腰痛，骨痿，不可行走，虚热冲逆，头目眩，小便不利，脉软而快者方。

地黄　竹叶　甘草各三两　泽泻　桂枝　干姜　五味子各一两

上七味，以长流水一斗，煮取四升，温分四服，日三服夜一服。

陶曰：又有泻方五首，以救诸病误治，致生变乱者也。

<u>泻肝汤</u>。救误用吐法。其人神气素虚，有痰澼发动，呕吐不止，惊烦不宁方。

枳实熬　芍药　代赭石烧，一方作牡丹皮，当从　旋覆花　竹叶各三两，一方有生姜二两，当从

上方五味，以水七升，煮取三升，温分再服。

<u>泻心汤</u>。救误用清下，其人阳气素实，外邪乘虚陷入，致心下痞满，食不下，利反不止，雷鸣腹痛方。

黄连　黄芩　人参　甘草炙　干姜各三两，一方有大枣

上方五味，以水七升，煮取三升，温分再服。

<u>泻脾汤</u>。救误用冷寒。其人阴气素实，卫气不通，致腹中滞胀，反寒不已方。

附子炮　干姜　麦门冬　五味子　旋覆花各三两，一方有细辛三两

上方五味，以水七升，煮取三升，温分再服。

<u>泻肺汤</u>。救误用火法。其人血素燥，致令神识迷妄如痴，吐血、衄血，胸中烦满，气结方。

葶苈子熬黑捣如泥　大黄　生地黄　竹叶　甘草各三两

上五味，以水七升，煮取三升，温分再服。

<u>泻肾汤</u>。救误用汗法。其人阳气素虚，致令阴气逆升，心中悸动不安，冒，汗出不止方。

茯苓 甘草 桂枝 生姜 五味子各三两

上方五味，以水七升，煮取三升，温分再服。

陶云：经方有救诸劳损病方，亦有五首，然综观其要义，盖不外虚候方加减而已。录出以备修真之辅，拯人之危也。然其方意深妙，非俗浅所识。缘诸损候，藏气互乘，虚实杂错，药味寒热并行，补泻相参，先圣遗奥，出人意表。汉晋以还，诸名医辈，张机、卫汜、华元化、吴普、皇甫玄晏、支法师、葛稚川、范将军等，皆当代名贤，咸师式此《汤液经法》，愍救疾苦，造福含灵。其间增减，虽各擅其异，或致新效，似乱旧经，而其旨趣，仍方圆之于规矩也。

养生补肝汤。治肝虚，筋极，腹中坚澼，大便闭塞方。

蜀椒汗，一升 桂心三两 韭叶切，一把 芍药三两 芒硝半斤
胡麻油一升

上六味，以水五升，先煮椒、桂、韭叶、芍药，取得二升，去滓。纳芒硝于内，待消已，即停火。将麻油倾入，乘热，急以桑枝三枚，各长尺许，不住手搅，令与药和合为度。共得三升，温分三服，一日尽之。

调中补心汤：治心劳，脉极，心中烦悸，神识恍惚方。旋覆花一升，一方作牡丹皮，当从 栗子打去壳，十二枚 葱叶十四茎 豉半斤，一方作山萸肉，当从 栀子十四枚，打 人参三两，切

上六味，以清酒四升，水六升，煮取三升，温分三服，日三。

建中补脾汤：治脾虚，肉极，羸瘦如柴，腹中拘急，四肢无力方。

甘草二两，炙 大枣十二枚，擘 生姜三两，切 黄饴一升 芍药六两 桂枝二两

上六味，以水七升，煮取三升，去滓。纳饴，更上火，令消已，

279

温服一升，日尽之。

宁气补肺汤。治肺虚，气极，烦热，汗出，口舌渴燥方。麦门冬二升　五味子一升　白酨浆五升　芥子半升　旋覆花一两　竹叶三把

上六味，但以白酨浆共煮，取得三升，分温三服，日尽之。

固元补肾汤。治肾虚，精极，遗精，失尿，气乏无力，不可动转，唾血、咯血方。

地黄切　王瓜根切，各三两　苦酒一升　甘草炙　薤白各四两　干姜二两，切

上方六味，以苦酒合井泉水五升煮之，取得三升，每服一升，一日尽之。

陶云：经云：毒药攻邪，五菜为充，五果为助，五谷为养，五畜为益。尔乃大汤之设。今所录者，皆小汤耳。若欲作大汤者，补肝汤内加羊肝，补心加鸡心，补脾加牛肉，补肺加犬肺，补肾加猪肾，各一具，即成也。

陶隐居云：依《神农本经》及《桐君采药录》，上中下三品之药，凡三百六十五味，以应周天之度，四时八节之气。商有圣相伊尹，撰《汤液经法》三卷，为方亦三百六十首。上品上药，为服食补益方者，百二十首；中品中药，为疗疾祛邪之方，亦百二十首；下品毒药，为杀虫辟邪痈疽等方，亦百二十首。凡共三百六十首也。实万代医家之规范，苍生护命之大宝也。今检录常情需用者六十首，备山中预防灾疾用耳。检用诸药之要者，可默契经方之旨焉。经云：在天成象，在地成形，天有五气，化生五味，五味之变，不可胜数。今者约列二十五种，以明五行互含之迹，以明五味变化之用，如下。

味辛皆属木，桂为之主，椒为火，姜为土，细辛为金，□□为水。

味咸皆属火，旋覆花为之主，大黄为木，泽泻为土，厚朴为金，硝石为水。

味甘皆属土，人参为之主，甘草为木，大枣为火，麦冬为金，茯苓为水。

味酸皆属金，五味为之主，枳实为木，豉为火，芍药为土，薯蓣为水。

味苦皆属水，地黄为之主，黄芩为木，黄连为火，白术为土，竹叶为水。

此二十五味，为诸药之精，多疗五脏六腑内损诸病，学者当深契焉。

经云：主于补泻者为君，数量同于君而非主故为臣，从于佐监者为佐使。

陶隐居曰：此图乃《汤液经法》尽要之妙，学者能谙于此，医道毕矣。

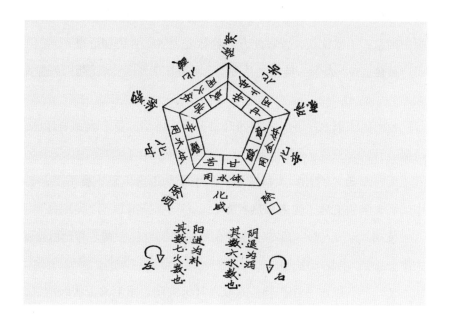

弘景曰：外感天行，经方之治，有二旦、六神、大小等汤。昔南阳张机，依此诸方，撰为《伤寒论》一部，疗治明悉，后学咸尊奉之。山林辟居，仓卒难防，外感之疾，日数传变，生死往往在三五日间，岂可疏忽。若能深明此数方者，则庶无蹈险之虞也。今亦录而识之。

小阳旦汤。治天行，发热，自汗出而恶风，鼻鸣干呕者。

桂枝三两　芍药三两　生姜二两，切　甘草炙，二两　大枣十二枚

上方，以水七升，煮取三升，温服一升。服已，即啜热粥饭一器，以助药力。稍令汗出，不可大汗流漓，汗出则病不除也。若不汗出，可随服之，取瘥止。日三服。若加饴一升，为正阳旦汤。

小阴旦汤。治天行，身热，汗出，头目痛，腹中痛，干呕，下利者。

黄芩三两　芍药三两　生姜二两，切　甘草二两，炙　大枣十二枚

上方，以水七升，煮取三升，温服一升，日三服。服汤已，如人行三四里时，令病者啜白酨浆一器，以助药力。身热去，自愈也。

大阳旦汤。治凡病汗出不止，气息惙惙，身劳力怯，恶风凉，腹中拘急，不欲饮食，皆宜此方。若脉虚大者，为更切证也。

黄芪五两　人参　桂枝　生姜各三两　甘草炙，二两　芍药六两
大枣十二枚　饴一升

上七味，以水一斗，煮取四升，去滓。纳饴，更上火，令烊已。每服一升，日三夜一服。

大阴旦汤。治凡病头目眩晕，咽中干，每喜干呕，食不下，心中烦满，胸胁支满，往来寒热者方。

柴胡八两　人参　黄芩　生姜各三两　甘草炙，二两　芍药四两
大枣十二枚　半夏一升，洗

上八味，以水一斗二升，煮取六升，去滓。重上火，缓缓煎之，

取得三升。温服一升,日三服。

小青龙汤。治天行,发热恶寒,汗不出而喘,身疼痛,脉紧者方。

麻黄三两　杏仁半升,熬打　桂枝二两　甘草炙,一两半

上方四味,以水七升,先煮麻黄,减二升,掠去上沫。纳诸药,煮取三升,去滓,温服八合。必令汗出彻身,不然恐邪不尽散也。

大青龙汤。治天行,表不解,心下有水气,干呕,发热而喘咳不已者方。

麻黄去节　细辛　芍药　甘草炙　桂枝各三两　五味子半升　半夏半升　干姜三两

上方八味,以水一斗,先煮麻黄,减二升,掠去上沫。纳诸药,煮取三升,去滓,温服一升。一方无干姜,作七味,当从。

小白虎汤。治天行热病,大汗出不止,口舌干燥,饮水数升不已,脉洪大者方。

石膏如鸡子大,绵裹　知母六两　甘草炙,二两　粳米六合

上四味,先以水一斗,熬粳米,熟讫去米。纳诸药,煮取六升,温服二升,日三服。

大白虎汤。治天行热病,心中烦热,时自汗出,舌干,渴欲饮水,时呷嗽不已,久不解者方。

石膏如鸡子大一枚,打　麦门冬半升　甘草炙,二两　粳米六合　半夏半升　生姜二两,切　竹叶三大握

上方七味,以水一斗二升,先煮粳米,米熟讫去米。纳诸药,煮至六升,去滓,温服二升,日三服。

小朱雀汤。治天行热病,心气不足,内生烦热,坐卧不安,时下利纯血如鸡鸭肝者方。

鸡子黄二枚　阿胶三锭　黄连四两　黄芩　芍药各二两

上五味，以水六升，先煮连、芩、芍三物，取三升，去滓。纳胶，更上火，令烊尽。取下，待小冷，下鸡子黄，搅令相得。温服七合，日三服。

大朱雀汤。治天行热病，重下，恶毒痢，痢下纯血，日数十行，羸瘦如柴，心中不安，腹中绞急，痛如刀刺者方。

鸡子黄二枚　阿胶三锭　黄连四两　黄芩　芍药各二两　人参二两　干姜二两

上药七味，以水一斗，先煮连、芩、姜等五物，得四升讫，纳醇苦酒二升，再煮至四升讫，去滓。次纳胶于内，更上火，令烊。取下，待小冷，纳鸡子黄，搅令相得即成。每服一升，日三夜一服。

小玄武汤。治天行病，肾气不足，内生虚寒，小便不利，腹中痛，四肢冷者方。

茯苓三两　芍药三两　白术二两　干姜三两　附子一枚，炮去皮

上五味，以水八升，煮取三升，去滓，温服七合，日三服。

大玄武汤。治肾气虚疲，少腹中冷，腰背沉重，四肢冷，小便不利，大便鸭溏，日十余行，气惙力弱者方。

茯苓三两　白术二两　附子一枚，炮　芍药二两　干姜二两　人参二两　甘草二两，炙

上七味，以水一斗，煮取四升，温服一升，日三夜一服。

弘景曰：阳旦者，升阳之方，以黄芪为主；阴旦者，扶阴之方，以柴胡为主；青龙者，宣发之方，以麻黄为主；白虎者，收重之方，以石膏为主；朱雀者，清滋之方，以鸡子黄为主；玄武者，温渗之方，以附子为主。此六方者，为六合之正精，升降阴阳，交互金木，即济水火，乃神明之剂也。张机撰《伤寒论》，避道家之称，故其方

皆非正名也，但以某药名之，以推主为识耳。

陶隐居云：中恶卒死者，皆脏气被壅，致令内外隔绝所致也。神仙有开五窍以救卒死中恶之方五首，录如下。

点眼以通肝气。治跌仆，臀腰挫闪，气血着滞，作痛一处，不可欠伸、动转方。

矾石烧赤，取凉冷，研为细粉。每用少许，以醋蘸，点目大眦，痛在左侧点右眦，痛在右侧点左眦，当大痒，螫泪大出则愈。

吹鼻以通肺气。治诸凡卒死，息闭不通者，皆可用此法活之。

皂角刮去皮弦，用净肉，火上炙燥，如杏核大一块，细辛根等分，共为极细末。每用苇管吹鼻中少许，得嚏则活也。

着舌而通心气。治中恶，急心痛，手足厥冷者，顷刻可杀人。看其人唇舌青紫者及指甲青冷者是。

硝石五钱匕　雄黄一钱匕

上二味，共为极细末。启病者舌，着散一匕于舌下，少时即定。若有涎出，令病者随涎咽下必愈。

启喉以通脾气。治过食难化之物，或异品有毒，宿积不消，毒势攻注，心腹痛如刀搅。

赤小豆　瓜蒂各等分

共为散，每用咸豉半升，以水二升，煮豉取一升，去滓。纳散一匕，顿服，少顷当大吐则瘥。启喉方：救误食诸毒及生冷硬物，宿积不消，心中痛疼方。赤小豆、瓜蒂各等分。为散讫，加盐豉少许，共捣为丸。以竹箸启病者齿，温水送入口中，得大吐即愈。

熨耳以通肾气：治梦魇不寤。

烧热汤二升，入戎盐七合，令烊化已，切葱白十五茎内汤内，视汤再沸，即将葱取出，捣如泥，以麻布包之，熨病者二耳，令葱气入耳，病者即寤也。灌耳方：救饮水过，小便闭塞，涓滴不通方。烧汤一斗，入戎盐一升，葱白十五茎，莫令葱太熟。勺汤指试不太热，即灌耳中。令病者侧卧，下以一盆着汤，承耳下熏之，少时小便通，立愈。

　　上五方，乃神仙救急之道，若畜病者，可倍用之。

参考文献

[1] 张大昌，钱超尘.《辅行诀五藏用药法要》传承集 [M].北京：学苑出版社，2018.

[2] 马继兴.敦煌古医籍考释 [M].南昌：江西科学技术出版社，1988.

[3] 金锐.汤液经法图讲记：解构经方时方的底层逻辑 [M].北京：北京科学技术出版社，2022.

[4] 《中华本草》编委会.中华本草 [M].上海：上海科学技术出版社，1999.

[5] 冯世纶.中国百年百名中医临床家丛书：胡希恕 [M].2 版.北京：中国中医药出版社，2013.

[6] 王付，张大伟，吴建红.方剂学 [M].2 版.北京：中国中医药出版社，2012.

[7] 罗田县万密斋医院.万氏家传痘疹心法 [M].武汉：湖北科学技术出版社，1985.

[8] 吴风全等.脏腑标本虚实寒热用药式校释 [M].北京：中医古籍出版社，1994.

[9] 钟大瑞.中医脏腑辨证鉴别诊治手册 [M].北京：人民军医出版社，1995.

[10] 诸葛连祥.论《金匮要略》胸痹病的特点及临床意义 [J].云南中医学院学报，1978（4）：1-6.

[11] 魏照晴，周静威，陈振杰，等．浅谈甘草在肾性水肿中的应用 [J]．中国中西医结合肾病杂志，2022，23（2）：186–188.

[12] 胡勇．中国哲学体用思想研究 [D]．南京：南京大学，2013.

[13] 侯小宝．《汉书·艺文志》医史文献目录学价值探微 [J]．山西中医学院学报，2006，7（1）：13–15.

[14] 张军，成荣新，杨玉龙．中药归经理论形成发展源流述要 [J]．陕西中医药大学学报，2019，42（2）：15–19.

[15] 王瑾，梁茂新，孙宁．张元素对中药归经理论的贡献 [J]．中医杂志，2016，57（15）：1266–1270.

[16] 王腾飞，赵琼，杨艳艳，等．从"五味合化"思想谈"辛甘化阳、酸甘化阴" [J]．中医杂志，2013，54（19）：1705–1707.

[17] 国家药品监督管理局．国家药监局药审中心关于发布《中药新药复方制剂中医药理论申报资料撰写指导原则（试行）》《古代经典名方中药复方制剂说明书撰写指导原则（试行）》的通告（2021 年第 42 号）[EB/OL]．（2022–01–07）[2024–08–30]. https://www.nmpa.gov.cn/xxgk/ggtg/ypggtg/ypqtggtg/20220107173828189.html

[18] 成小荣，杨继红．《审查征集验方》霍乱验方统计及探讨 [J]．山西中医学院学报，2017，18（2）：9–10，21.

[19] 霍乱的诊断依据、证候分类、疗效评定——中华人民共和国中医药行业标准《中医内科病证诊断疗效标准》（ZY/T001.1–94）[J]．辽宁中医药大学学报，2016，18（7）：65.

[20] 郑洪．中医论治霍乱的寒热之争 [J]．浙江中医杂志，2005，40（12）：507–509.

[21] 苑德才．祖国医学对霍乱病的认识和贡献 [J]．国境卫生检疫，

1985（1）：17-19.

[22] 孔令豪，陶国水，陆曙，等.基于五运六气理论的无锡地区手足口病发病与"六气"相关性研究 [J].中华中医药杂志，2021，36（11）：6782-6785.

[23] 鲁晏武，陈仁寿，孟庆海，等.南京地区 2003—2014 年麻疹发病与运气学说的相关性研究 [J].吉林中医药，2017，37（9）：924-926.

[24] 陈香，游弋，彭成通，等.深圳市龙岗区近 10 年水痘发病时间序列的小波分析及其与中医运气学说的关系 [J].中医儿科杂志，2016，12（3）：87-91.

[25] 彭仁通.小青龙汤临床辨证菁华 [J].国医论坛，2021，36（1）：9-12.

[26] 徐宁阳，曹宇博，胡嘉格，等.小青龙汤因机证治浅析 [J].河南中医，2020，40（5）：657-659.

[27] 张成博，刘金洁，李玉清.张志远小青龙汤用法用量之巧 [J].中国中医基础医学杂志，2017，23（6）：878-879.

[28] 严兴茂.汤宗明经方临证发挥——小青龙汤证 [J].中国中医基础医学杂志，2014，20（9）：1293-1294.

[29] 舒应德.小青龙汤治疗久咳 [J].医学文选，1991（3）：7.

[30] 胡亚文.小青龙汤治疗外感咳嗽 [J].上海中医药杂志，1981（11）：29.

[31] 田春霞，朱锐，罗珊珊，等.玉屏风散加味治疗难治性汗证患者 1 例报告 [J].中西医结合研究，2021，13（4）：279-280.

[32] 黄理安，吴朝霞.心可舒治疗高血压合并抑郁患者疗效观察 [J].湖北中医药大学学报，2022，24（3）：76-79.

[33] 周云飞，王红，刘卫信，等.心可舒片治疗糖尿病合并抑郁症疗效观察 [J].临床合理用药杂志，2020，13（11）：38-40.

[34] 陈彦，苏慧敏，王永霞，等.心可舒片治疗冠心病支架植入术后抑郁状态临床疗效观察 [J].中医临床研究，2018，10（29）：122-124.

[35] 袁良，戴小华.心可舒片治疗冠心病合并焦虑抑郁状态疗效的 Meta 分析 [J].中西医结合心脑血管病杂志，2017，15（7）：772-776.

[36] 张敏州，丁邦晗，林谦.急性心肌梗死中医临床诊疗指南 [J].中华中医药杂志，2021，36（7）：4119-4127.

[37] 中华中医药学会心血管病分会.冠心病稳定型心绞痛中医诊疗指南 [J].中医杂志，2019，60（21）：1880-1890.

[38] 中华中医药学会心血管病分会.高血压中医诊疗专家共识 [J].中国实验方剂学杂志，2019，25（15）：217-221.

[39] 中国中西医结合学会神经科专业委员会.中国脑梗死中西医结合诊治指南（2017）[J].中国中西医结合杂志，2018，38（2）：136-144.

[40] 国家卫生计生委合理用药专家委员会，中国医师协会高血压专业委员会.高血压合理用药指南（第2版）[J].中国医学前沿杂志（电子版），2017，9（7）：28-126.

[41] 韩学杰，连智华，王丽颖，等.高血压病中医诊疗指南编写的误区及建议 [J].中华中医药杂志，2012，27（10）：2634-2636.